QUELQUES MOTS

LE MEXIQUE

OBSERVATIONS MÉDICALES

————

Montpellier. — Typographie BOEHM & FILS.

————

QUELQUES MOTS

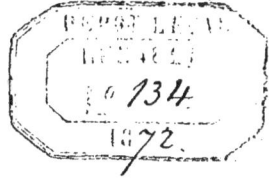

SUR

LE MEXIQUE

OBSERVATIONS MÉDICALES

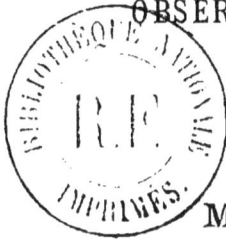

PAR

M. A. DOUILLÉ

Chevalier de la Légion d'Honneur; Docteur en médecine de Mexico; Docteur en
médecine de la Faculté de Montpellier; Membre de la Société de Botanique et
Zoologie de Vienne (Autriche); Ex-Chirurgien entretenu de 2ᵉ classe de la
Marine Française, etc., etc.

MONTPELLIER

TYPOGRAPHIE DE BOEHM ET FILS, PLACE DE L'OBSERVATOIRE
ÉDITEURS DU MONTPELLIER MÉDICAL.

—

1872

QUELQUES MOTS SUR TAMPICO

La ville de Tampico est bâtie sur la rive gauche du fleuve
Panuco, entre le point de jonction de celui-ci et de son affluent
le Tamési, et le coude qu'il décrit devant les collines de Pueblo-
Viejo, dont la direction est N. et S. Le fleuve, qui a une largeur
de 400 mètres environ devant la ville, coule dans la direction de
l'O. à l'E. jusqu'au point dont nous avons déjà parlé. — A une
lieue de Tampico, il reprend sa direction O. et E. pour se jeter
dans le golfe du Mexique. — C'est le Panuco qui forme la limite
des deux états de la Confédération mexicaine, le Tamaulipas au
N., et au S. l'état de Vera-Cruz, dont la partie riveraine du Panuco
porte le nom de Huasteca.

Les collines sur lesquelles s'étage Tampico semblent avoir
été fortement taillées par les eaux du fleuve, tandis que la rive
droite n'est composée que de terrains bas et fangeux que l'eau
couvre une grande partie de l'année, à l'époque des pluies, et on
ne voit durant cette saison, dans cette plaine resserrée entre la
rivière et la lagune de Pueblo-Viejo, qu'un point saillant qui
semble continuer, contre-fort détaché, les collines de la rive gauche; à moins cependant que ce point, où une végétation vigoureuse accuse un terrain déjà mieux formé que celui de la plaine,
où ne végètent que des joncs et des palétuviers, ne se soit élevé
dans des temps déjà éloignés, par suite des remous que formaient
en cet endroit probablement les courants du fleuve et de la
lagune.

Sur une vieille carte que j'ai pu voir, qui fut levée par les

1

géographes espagnols et publiée au xvii° siècle, la rivière n'existe pas à proprement parler. Il n'y a qu'une lagune immense dans laquelle elle se déverse, ou plutôt qu'elle traverse, et sur cette nappe d'eau on ne voit que deux îlets : l'un sur lequel est sans doute bâti Tampico aujourd'hui, et l'autre, la saillie que j'ai indiquée de l'autre côté du fleuve.

Quant à la direction que je donne au cours du fleuve et à la position que je fixerai plus bas pour les lagunes, je dois avertir que je me sers d'une direction générale qui peut n'être pas très-rigoureuse.

Au S., au N. et à l'O., trois vastes étangs peu profonds et variant d'étendue, étalent autour de Tampico leur nappe d'eau saumâtre, et l'œil peut les embrasser tous les trois, au moins dans une grande partie de leur étendue, du haut de l'un de ces belvédères qu'ont fait construire quelques négociants pour pouvoir distinguer au loin l'arrivée des navires à la barre.

Ces trois lagunes sont à distances plus ou moins grandes : celle du N., lagune *del Carpintero* (du charpentier), limite la ville elle-même ; elle vit autrefois sa communication avec la rivière se fermer, et comme la marée n'y déversait plus rien au reflux, elle se desséchait presque complètement et répandait des miasmes délétères sur toute la ville. Une coupure faite dans la plaine obvia, pour quelque temps du moins, à cet inconvénient et à ses fâcheuses conséquences. — C'est la lagune la moins étendue.

La seconde, celle du S., à deux ou trois kilomètres, est séparée de Tampico par le fleuve et la plaine basse dont nous avons déjà parlé ; elle porte le nom d'un village, Pueblo-Viejo, situé sur ses rives, à environ deux lieues de Tampico. C'est la seconde en étendue ; un bras la fait communiquer un peu plus bas que la ville avec le fleuve.

La troisième, la plus grande, la lagune du Chairel, est peu profonde comme les deux autres et pleine de plantes aquatiques. — La petite rivière du Tamési, dont le cours, en amont, est navigable pour des vapeurs d'un petit tirant d'eau, la traverse dans une grande partie de son étendue. — Seulement les sables et la vase amoncelés à son point de jonction avec le Panuco rendant sa navigation chaque jour plus difficile, les Américains, lors de leur invasion, firent communiquer plus directement le Tamési avec le Panuco, en creusant un canal dans le lit de la lagune, à environ deux lieues de Tampico. Ce détournement du lit du Tamési facilita leurs communications entre Tampico et Tancasneque, point jusqu'auquel le Tamési est navigable ; mais il a complètement détruit le courant, autrefois assez considérable, qui longeait la rive gauche pour le porter en entier sur la rive droite, laissant, comme conséquence, la formation, devant la première rive, de bancs de sable et de vase qui aujourd'hui rendent impossibles les abords du môle, où pouvaient accoster jadis des bateaux d'un certain tonnage.

Ce résultat assez fatal au commerce ne m'eût point fait entrer dans les détails qui précèdent, si ces bancs qui se découvrent et se couvrent avec le flux et le reflux, n'exhalaient des odeurs pestilentielles et n'avaient eu pour conséquence immédiate d'augmenter le nombre des fièvres et leur gravité.

Cette lagune du Chairel, du temps de Fernand Cortès, était d'une étendue très-considérable ; les lettres du fameux conquérant à Charles-Quint en témoignent. A cette époque, le Tamési débouchait dans la lagune, à une distance assez grande de Tampico. — Aujourd'hui cette lagune a été divisée en un grand nombre d'autres réunies par des canaux praticables aux seules pirogues et servant de voies de communication ; quant au Tamési, de chaque côté se sont formées des rives plus ou moins hautes et d'une incomparable fertilité.

Je ne parle que des nappes d'eau les plus voisines de Tampico, les lointaines n'ayant que peu ou point d'influence sur la santé, par suite de la direction presque constante des vents. — Quant aux bancs de sable et de vase formés devant Tampico, il y aurait encore un remède facile : combler le canal américain, creuser de nouveau le lit du Tamési ; mais, malheureusement, la question, bien que souvent étudiée et souvent résolue, n'a jamais eu que des commencements d'exécution.

En 1863, au mois d'août, lorsque le régiment auquel j'avais été attaché, contre tous les droits, vint tenir garnison à Tampico, la fièvre jaune, que j'avais déjà pu étudier aux Antilles, ravagea les rangs de nos soldats et nous enleva environ cent cinquante hommes dans l'espace de deux mois. Il faut dire aussi que la turpitude du colonel à tenir toujours cent hommes de garde (sur 500 valides) aux portes et sur la place de la ville, le manque de moustiquaires, qu'on n'avait pas encore données aux soldats, le refus du chef à se prêter aux conseils que donnaient les chirurgiens de disséminer les forces dans des villages environnants, firent que la fièvre jaune sévit avec une intensité désespérante. L'épidémie disparut avec les vents du Nord.

Je n'ai pas cru devoir parler de la fièvre jaune sans apporter, moi aussi, un contingent, quelque faible qu'il soit, à l'histoire et à l'origine du terrible fléau. Mais je crois qu'il est nécessaire de dire auparavant quelques mots sur Tampico.

Il y a, entre cette zone du Mexique et les Antilles, des similitudes assez grandes sous le rapport du climat. Là, comme dans nos possessions, le climat serait insupportable sans les brises de la mer qui viennent le mitiger. Ce sont les vents alizés du S.-E., de l'E., du N.-E., rarement du S. C'est vers onze heures ou midi qu'ils soufflent, remplaçant un léger vent de terre qui se fait sentir durant la nuit, alternant, les deux, probablement avec la calorification et le refroidissement du continent et du golfe ; une seule année (1868), nous avons pu noter des vents de S.-O. et O. assez fréquents, et en septembre 1869, un ouragan qui se déchaîna surtout dans cette direction.

Bien qu'il y ait quatre saisons assez distinctes, la division par saisons de pluie et de sécheresse, comme dans toutes les contrées intra-tropicales, semble la plus rationnelle. La première va de mi-juin à moitié d'octobre, quatre mois durant lesquels les pluies torrentielles ne cessent d'inonder les terrains environnants, sans presque nulle interruption, si ce n'est dans la première quinzaine d'août, interruption que j'ai constamment observée depuis mon arrivée à Tampico. A la fin d'août, elles reprennent, beaucoup plus abondantes durant tout le mois de septembre, et c'est à cette époque que la rivière, grossie par les torrents et par les déversements des lacs qui environnent Mexico, inonde tout et restitue pour quelques jours aux étangs leurs antiques limites. Puis, tout se sèche plus tard et plus rapidement encore sous l'influence des *norte* [1] ; novembre, janvier, février, mars, avril et mai, sont des mois d'une sécheresse presque absolue. Je suis assez tenté de croire que les maladies sont en raison inverse de l'abondance des pluies. Plus il tombe d'eau, plus elle tarde à s'évaporer ; or, quand toutes les lagunes, même celles qui sont le plus provisoires, sont bien pleines, l'évaporation ne peut les vider avant l'arrivée des *norte*, qui, rafraîchissant et balayant l'atmosphère, diminuent d'une façon bien notable les influences marécageuses.

La sécheresse exceptionnelle de l'été 1863 pendant l'occupation française [2] fut, au dire des habitants, la principale cause des fièvres si nombreuses qui attaquèrent nos malheureux soldats. Cependant, les années 1870 et 1871, qui ont été très-sèches, ont été des années relativement très-bénignes ; il est vrai qu'aucun élément étranger, au moins en nombre important, n'était là pour provoquer une épidémie. Les mois de septembre et d'octobre sont sans contredit les plus meurtriers, octobre surtout, fécond en pernicieuses de tout genre jusqu'à l'arrivée des vents du nord.

J'ai dit plus haut que la distinction des quatre saisons de l'année pouvait à la rigueur se faire à Tampico ; la température, en effet, se rafraîchit beaucoup plus qu'aux Antilles durant les mois de novembre, décembre, janvier, février et même le mois de mars ; ces mois sont même relativement froids ou, pour mieux dire, ont des jours réellement froids. — Des transitions rapides, des abaissements de température de 27 degrés ont été observés par moi ; ainsi, dans les notes jetées çà et là quand les tracas de la clientèle me laissaient un peu de répit au début de ma carrière, je trouve qu'en l'année 1867, le 1er janvier, le thermomètre centigrade, à une fenêtre d'un premier étage exposée au nord, marque + 10° le soir à dix heures ; le matin, de deux à six heures,

---

[1] Vents du nord ; j'use ici de l'expression espagnole adoptée même par les étrangers qui vivent dans les terres chaudes.

[2] Infanterie de marine.

il marque + 12°, pour remonter peu à peu à 25 degrés dans le courant de la journée, et le 3 au matin nous nous réveillons avec — 2°, de la gelée blanche sur les toits et une glace légère sur les rives du fleuve. C'est le jour le plus froid que j'ai eu à noter depuis que je suis à Tampico, et, bien que deux ou trois fois peut-être j'aie vu le thermomètre à + 4° seulement, par les nuits sereines, son oscillation la plus commune est entre +25° et + 8°. Il y a donc réellement un hiver à Tampico ; le corps, énervé par les longues chaleurs des autres mois, frissonne assez facilement au souffle des *norte*. Les maladies, durant ces mois trop courts, hélas! semblent s'enfuir momentanément de cette pauvre terre qu'elles ravagent si cruellement, et la physionomie médicale devient presque celle du sud de l'Europe ; l'élément intermittent ou plutôt palustre disparaît à peu près, à moins de certaines exceptions que je signalerai plus bas.

Le chiffre de la population, qui varie de trois mille à six mille habitants, peut se considérer comme normal à 4,500, qu'il avait en l'année 1870. Les races y sont grandement mélangées, et la race indienne y prédomine dans toutes ses métamorphoses avec la race blanche, que représentent surtout les Espagnols, qui ont toujours été en nombre beaucoup plus considérable dans le pays. Quant à la race nègre, elle y est très-réduite en proportion, au moins depuis la fin de la guerre de sécession; car à cette époque un grand nombre de gens de couleur avaient émigré des États du Sud et étaient venus s'établir à Tampico.

Les maisons sont presque toutes bâties sur un plan presque uniforme de vingt-cinq mètres de façade sur douze à dix-huit de profondeur ; presque toutes ont par derrière une cour assez vaste ; il y en a deux seulement qui ont un entre-sol et un premier ; peu sont d'un seul étage. Presque toutes sont en pierre, au moins au centre de la ville, qui est le foyer du commerce. A mesure qu'on s'éloigne du centre, elles sont de torchis ou de bambous, couvertes de feuilles de palmier.—Beaucoup de masures, dans les quartiers pauvres, n'offrent de garantie que contre le soleil, et deviennent par conséquent des habitations funestes durant la saison froide.

La mortalité est effrayante, relativement au chiffre de la population et au nombre des naissances ; je n'ai pu me procurer que le nombre des décès des deux années 1868 et 1869. Dans la première, 366 morts et 344 naissances ; dans la seconde, 636 morts et 301 naissances. Ajoutons cependant que, pour des causes faciles à comprendre, le nombre des naissances n'est jamais exactement connu.

Il y a une remarque météorologique importante à faire et particulière aux mois d'hiver. Les rues ont toutes une direction E.-O. et N.-S., formant partant des quadrilatères réguliers de 100 vares de façade; quand le *norte* menace, l'atmosphère se charge d'humidité, et dans toutes les rues qui vont de l'E. à l'O. on peut voir, durant plusieurs matinées, une sorte de rosée très-épaisse qui se dépose abondante sur tous les trottoirs faisant face au N., tandis que ceux faisant face au S. conservent leur sécheresse. Les appartements se ressentent naturellement de cette variation hygrométrique, et il est à supposer que ceux exposés au N. sont beaucoup plus humides que ceux qui s'ouvrent à une autre exposition.

Les maisons à étages sont évidemment plus salubres que les maisons basses, et celles situées sur le sommet de la colline sur laquelle s'élève Tampico offriraient plus de garantie que celles situées sur les rives du fleuve ou sur la lagune du Carpintero.

J'ai déjà parlé de l'abaissement progressif des eaux qui environnent Tampico; la diminution en profondeur des lagunes se fait presque à vue d'œil, et depuis mon arrivée j'ai pu constater la formation de quatre ou cinq îlots qui aujourd'hui ont presque un mètre d'élévation au-dessus du niveau habituel des eaux. La mer elle-même subit un retrait marqué sur la côte. — Ce fait, observé déjà par divers voyageurs, ne peut être mis en doute. — Il est probable que la barre de Tampico, à l'époque de la conquête espagnole, devait être à une lieue environ en amont du lieu qu'elle occupe aujourd'hui, et qu'elle ne devait pas présenter alors les obstacles qu'on rencontre à la navigation. A cette époque, en effet, les Indiens la franchissaient dans leurs pirogues, ce qu'ils ne feraient aujourd'hui que durant deux ou trois jours de

l'année, et les caravelles espagnoles entraient en rivière sans se-
cours de pilote.

Quelle est et quelle sera la conséquence de la dessiccation de
ces lagunes ? Que de gaz mortifères s'exhalent de ces foyers pu-
trides avec le luxe de plantes aquatiques qui pourrissent sous les
rayons incessants du soleil ! Peut-on espérer que la race caucasi-
que puisse jamais former un établissement durable sur ces rives
inhospitalières ?— Si les progrès de l'agriculture et de l'indus-
trie arrivaient à rendre cultivables les terrains, si fertiles d'ailleurs,
aujourd'hui couverts d'eau, pourrait-on espérer l'acclimatement
de la race indo-européenne ? Cette question, qui souvent s'est
présentée à mon esprit, est très-complexe et très-difficile à résou-
dre. Le froid relatif de la période hibernale suffirait-il pour équi-
librer les rigueurs des autres mois ?

Voilà tout ce que j'avais à peu près à dire de Tampico; je n'ai
pas voulu, comme je l'ai exprimé plus haut, me trouvant à même
de lire les chroniques des siècles passés, négliger de rechercher
parmi elles quelque indication au sujet de l'origine de la fièvre
jaune. L'ouvrage de mon excellent ami et ancien collègue Cornillac, sur l'origine du terrible fléau, m'entraîna à quelques
recherches, et malheureusement, contre l'opinion de mon collègue,
je ne crois à l'apparition de la fièvre jaune en Amérique que bien
longtemps après la conquête; — et aucun des auteurs qui ont
écrit sur les expéditions des Espagnols n'en fait mention, pas plus
ceux qui nous ont laissé les descriptions de l'asservissement du
Mexique, que ceux qui ont narré les marches hasardeuses faites
dans la Louisiane et la Floride, expéditions autrement audacieu-
ses, mais mal terminées, dans des pays toujours hostiles et dange-
reux à tous égards : témoin celle d'Hernando Soto sur les rives
du Mississipi, où le héros trop inconnu perdit du reste la vie. En
un mot, ni Fernand Cortès, ni Bernal de Diaz, ni Gomara, ni
l'inca Garulaso de la Vega, ni Herrera, ni plus tard Solis, n'ont
rien dit qui pût faire croire à l'existence du vomito.

Je ne parlerai point des lettres du conquérant, qui n'offrent en
effet rien qui puisse donner lieu même à une controverse. Dans

Bernal de Diaz, qui est un des hardis aventuriers qui accompagnè-
rent Fernand Cortès dans la conquête du Mexique, nous ne trou-
vons que le passage suivant qu'il nous a paru intéressant de re-
produire en entier. Les calomnies ont déjà éveillé la susceptibilité
de Charles-Quint, qui a envoyé un (*licenciado*) Luis Ponce, pour
prendre la direction des affaires de la nouvelle conquête :

« Aussitôt qu'il commença à se faire rendre compte des affaires, par la volonté de Jésus-Christ, pour nos péchés et notre
malheur, le *licenciado* Luis Ponce tomba malade de *modorra*
(assoupissement, coma), et cela lui arriva en sortant de l'église
Saint-François, où il avait entendu la messe ; une fièvre ardente
s'empara de lui, et le força à s'aliter : durant quatre jours, il
resta plongé dans le coma sans reprendre connaissance, donnant
jour et nuit, etc., etc. » Plus loin :

« Après sa mort et son enterrement, où tout se passa comme
je l'ai raconté, le bruit courut à Mexico, fomenté sans doute par
des personnes ennemies de Cortès et de Sandoval, que le licencié
avait été empoisonné, et celui qui se plaisait le plus à le répéter
était Thomas Ortiz, qui venait comme prieur de certains moines
qu'il amenait avec lui, lequel Thomas mourut aussi de coma à
deux mois de là, et quelques autres moines; et on racontait que le
navire sur lequel était venu Luis Ponce avait été atteint par la
peste (*pestilencia*?), parce que plus de cent personnes qui étaient
embarquées sur ce même navire étaient mortes de coma et douleurs (*dolencia*) en mer, et que beaucoup des mêmes passagers
débarqués à Médellin étaient aussi morts ; que des capucins peu
échappèrent; cette même maladie, dit-on, se développa en Mexico. »

Je ne sais si on a déjà fait quelque commentaire sur ce passage de Bernal de Diaz, qui, comme je l'ai dit, était un des aventuriers compagnons de Cortès ; mais il n'en est pas moins vrai
que voici une fièvre où le symptôme principal est fort probablement le coma (*modorra*, assoupissement, somnolence). Est-ce
assez pour en conclure que c'est la fièvre jaune? Je n'en crois
rien, malgré ce qui se passe à bord du bateau qui a porté le licencié Ponce, qui perd une grande partie de son monde en mer et
l'autre à Médellin, où elle a été débarquée. C'est bien ainsi que se

passent les choses dans un navire infesté par la fièvre jaune —
bien entendu quand il en a pris le germe dans un autre port ; —
mais, d'un autre côté, nous voyons que Thomas Ortiz meurt
deux mois après Luis Ponce et avec les mêmes symptômes ; il
y a donc eu une incubation de deux mois. Puis, il faut admettre
en même temps que la fièvre jaune se répandit à Mexico, ce qui
n'est guère à présumer. Du reste, ce même chroniqueur, si explicite en d'autres endroits quand il parle de la pneumonie à Mexico
et de la petite-vérole apportée par un nègre qui arriva au Mexique
avec Narvaëz, un compétiteur de Cortès, ne relate nullement le
fait du vomissement noir, ce qui probablement devait le plus
fixer l'attention des nouveaux venus.

Qu'il me soit permis de rappeler, au sujet de ce passage de
Bernal Diaz, certaine similitude, et ce n'est pas la seule que j'ai
trouvée entre cette expédition de Cortès et la nôtre. Du temps de
notre funeste intervention, comme au temps du conquérant espagnol, les bruits d'empoisonnement circulèrent, et la victime fut
de nos jours cette auguste veuve qui paie aujourd'hui par, sa folie,
les fautes de notre triste incartade au Mexique.

J'ai dit plus haut de quelle manière explicite Bernal Diaz, dans
un style très-simple, donne des détails circonstanciés sur la conquête et sur certaines maladies. A ce propos, j'ai déjà parlé de
la variole transportée dans un pays où elle était inconnue, et de
la pneumonie, aujourd'hui comme alors redoutée à Mexico. Le
seul point que je veux rapporter est le passage où le même chroniqueur fait la peinture de la cachexie paludéenne.

Quand, envieux des succès de Fernand Cortès, Francisco de
Garay, gouverneur de la Jamaïque, envoyoya une colonie sur les
rives du Panuco, les bateaux furent brûlés, les Espagnols tués par
les Indiens ; un seul navire échappa et vint à Vera-Cruz, et dans
quel état ! Je cite le texte espagnol :

« Traia (dit B. Diaz) sesenta soldados y todos dolientes, y muy
» amarillos, et hinchadas las barrigas ; los cuales soldados con
» su capitan se fueron poco à poco, à la villa de la frontera (*Pies*
» *de Tepeaca*) porque no podian andar a pie de flacos, è cuando
» Cortès les vio tan hinchados y amarillos que no eran para

» peliar, harto teniamos que curar con ellos ; al capitan Camargo
» hizo mucha honra y a todos los soldados, in tengo que el Ca-
» margo murió luego, que no me acuerdo bien que se hizo y que
» murieron muchos soldados y entonces por burlar los llamamos
» y pusimos por nombre los panza verdetes porque traian colores
» de muertos y las barrigas muy hinchadas. »

[Il avait, dit B. Diaz, soixante soldats, tous souffrants et très-
jaunes, et enflés du ventre. Lesquels soldats avec leur capitaine
s'en furent peu à peu à la ville de la frontière, parce qu'ils ne
pouvaient marcher tant ils étaient maigres. Et quand Cortès
les vit si enflés et si jaunes, qu'ils ne pouvaient servir pour se
battre, qu'ils nous donnaient assez de travail rien qu'à les soigner, il reçut avec beaucoup d'honneur la capitaine Camargo
ainsi que les soldats. Je sais que peu de temps après mourut
le Camargo, et je ne me souviens pas de ce qu'on fit de lui ;
beaucoup de soldats moururent aussi ; et alors, par plaisante-
rie, nous les appelâmes les «ventres verts», parce qu'ils avaient
la mine de déterrés et le ventre enflé.] — J'ai traduit mot à
mot.

Là aussi, involontairement, j'ai eu à faire un rapprochement.
C'est la peinture exacte, à quatre siècles de distance, des malheureux 1,200 homme de la première expédition du Mexique,
harassés par les fièvres paludéennes à la suite du séjour de la
Tejeria, et se mettant en route pour Tehuacan.

La première journée de marche, de tout le régiment d'infanterie de marine arrivèrent cinq ou six officiers, le colonel, le
lieutenant-colonel, les commandants et les chirurgiens (à cheval).
Ah! j'oubliais un clairon, à la première étape ! «Où donc sont
nos hommes »? cria le colonel ; et avisant le clairon exténué : —
Sonnez le ralliement ! Vaine mesure. Peu à peu, cependant, tous
rejoignirent (*porque no podian andar à pie de flacos*). Je n'ai
pu m'empêcher de retracer ce pénible souvenir de ma vie mili-
taire, sans songer encore, avec le cœur navré, à tous les infor-
tunés jeunes hommes que nous avons laissés morts à Orizaba et
et à Tehuacan, de dysenterie, de maladies du foie, de cachexie
paludéenne (*y tengo que el Camargo murio y muchos soldados*).

Au temps de Cortès, les choses étaient ce qu'elles sont aujourd'hui: souffrances dans les terres chaudes, mort sur les plateaux ; à quoi donc sert l'expérience des temps passés? A cette même époque, les terres chaudes du Mexique étaient bien autrement peuplées qu'elles ne le sont de nos jours; et les habitants étaient des Indiens vaillants, qui fort probablement étaient plus à l'abri des effluves marécageux. La terre de Mejico est bonne, et celle de Panuco mauvaise pour nous, dit B. de Diaz, sans rien dire des maladies des Indiens qui l'habitaient et croquaient à belles dents les Espagnols qu'ils pouvaient faire prisonniers. Herrera, qui a écrit bien après Diaz, et sur les données de celui-ci, explique le dépeuplement des côtes du golfe par le trafic d'Indiens que faisaient les Espagnols, qui les emmenaient dans les îles ; par la suppression du concubinage qui était en vigueur; par l'ivresse; par le manque de liberté, et plus que tout peut-être, par le manque d'activité après la conquête (Herrera, *Décade* 1re, liv. 1, chap. v).

Ainsi, pour moi, ni dans l'auteur le plus ancien peut-être qui ait écrit sur le Mexique, pas de fièvre jaune ; ni Gomara, ni l'inca Garcilaso, ni Herrera, ni Solis, qui ne font pour ainsi dire que répéter B. de Diaz, ne parlent d'une épidémie qui puisse se comparer à la fièvre jaune. On ne la trouve parfaitement décrite que dans des ouvrages bien postérieurs, dans le voyage en Amérique de Georges Jean et don Antoine Ulloa, capitaines de frégate, et ce dernier non médecin, comme l'a dit mon confrère Cornillac. Ce voyage, imprimé par ordre du roi en 1748, constate que la fièvre jaune n'a été observée à Carthagène et le long de sa côte qu'en l'an 1729 ; j'avais cité tout au long le passage de ces navigateurs et l'ai supprimé depuis, le considérant comme superflu.

Rien donc, comme je l'ai déjà dit, n'indique l'existence de la fièvre jaune sur tout le vaste littoral du nouveau continent. Les grandes épidémies dont parle Herrera, et que M. Cornillac cite dans ses Études sur la fièvre jaune, ne peuvent se rapporter au vomito. Les migrations des Indiens n'étaient point dictées par le fléau, comme notre confrère le donne à entendre ; l'incurie même des habitants leur faisait une loi de changer de lieu de résidence tous les huit ans, vu que, selon Herrera, ils vivaient dans de grandes cases pouvant contenir six cents personnes sans avoir la précaution d'enterrer leurs immondices. Cette habitude, au reste, de changement d'habitation est encore dans les mœurs actuelles de l'Indien. Les maladies devaient, on doit le comprendre, avoir peu de prise sur des hommes vivant dans un exercice continuel et qui, comme le remarque fort bien Herrera, succombèrent en grand nombre quand cette activité fut restreinte. Il y a cependant un fait certain, c'est celui d'une épidémie, mais qui n'est que le typhus hémorrhagique que les Mexicains appelaient le *matlazahualt*, et qui en 1868 sévit encore une fois au sud de la Confédération mexicaine. Le vomito n'apparaît, il n'y a aucun doute à avoir à ce sujet, que bien après la venue des Européens, et la fièvre jaune, dont le cercle d'action va s'élargissant chaque jour, doit être autre chose qu'une simple fièvre d'acclimatement.

Cent ans avant les navigateurs Jean et Ulloa, un moine peu connu, ou dont du moins je n'ai vu citer le nom nulle part, pas même dans M. de Humboldt, qui cependant a dû pas mal de renseignements aux moines espagnols pour ses études sur la Nouvelle-Espagne, un moine, disais-je, Fray Diego, Lopez de Cogolludo, dans une Histoire du Yucatan, chapitre XII et XIV, nous donne la relation d'une épidémie qui ravagea la péninsule Yucatane en 1868. Cette relation, j'ai cru devoir la transcrire tout au long, vu qu'elle offre matière à discussion, et qu'en même même temps elle consigne un fait digne de remarque, fait qui dans le XIXᵉ siècle s'est, par trois reprises, offert à Tampico.

Ya llego la ocasion, etc., etc. J'aime mieux traduire littéralement :

« C'est le moment de parler de continuelles calamités et souffrances que ce royaume de Yucatan a supportées dès l'an 1648, et si je devais les narrer toutes avec des détails circonstanciés, il faudrait un volume entier rien que pour ce sujet.

»Dans les premiers jours de mars, de l'année solaire, on vit le soleil comme voilé et l'air si dense qu'il paraissait chargé de

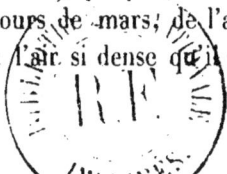

vapeurs ou de fumée très-épaisse qui obscurcissait les rayons du soleil. Ce phénomène fut si général dans toute la presqu'île, qu'il n'y eut aucun point, de Cozumel à Tabasco, où on ne pût le noter; et les Indiens d'un âge avancé, voyant ces signes, annoncèrent qu'ils étaient précurseurs d'une très-grande mortalité, et, pour nos péchés, la prophétie ne se réalisa que trop.

» Peu de temps après, dans la ville de Mérida, surtout les après-midi quand souffle la brise de la mer, arrivait une odeur si nauséabonde, que c'est à peine si on la pouvait tolérer, et cette fétidité pénétrait partout. On ne pouvait comprendre d'où elle provenait, jusqu'à ce qu'un navire arrivant d'Espagne échouât sur un banc formé de poissons morts, près de la côte, et que le ressac rejetait sur le rivage. De là provenait cette infection qui se répandait sur toute la ville et dans l'intérieur de la presqu'île.

» Dans les mois d'avril et de mai, il y eut quelques morts subites qui effrayèrent la ville de Mérida, en même temps que s'allumèrent divers incendies dans les faubourgs, et particulièrement dans ceux de Sainte-Lucie et Sainte-Anne, etc., etc.

» Quand arriva le mois de juin, l'épidémie commença dans la ville de Campêche et se répandit avec une telle violence, que la ville faillit être complètement dépeuplée. J'ai vu la lettre d'un habitant à un de ses amis, dans laquelle il lui racontait les malheurs qu'on avait eu à déplorer, et la mort des personnes de tout âge qui arrivait tous les jours, et terminait en disant : « Si Dieu ne prend en pitié notre misère et ne calme sa colère divine, promptement on dira de Campêche ce qu'on a dit de Troie ». Chaque heure apportait les nouvelles de ces désastres à Mérida, et tous les mois de juin et juillet nous fîmes des prières pour demander à Dieu de détourner ce fléau.

» On coupa toute communication avec Campêche pour empêcher la transmission du fléau ; mais quand Dieu ne défend pas une ville, à quoi servent les précautions des hommes ?

» Dans cette crainte de la fureur divine se passa le mois de juillet, à la fin duquel commencèrent à être malades quelques personnes qui mouraient dans un très-bref délai ; mais on ne soupçonna la présence de l'épidémie qu'au commencement du mois d'août.

Elle se déroula avec une promptitude et une violence telles, atta-
quant riches et pauvres, grands et petits, qu'en moins de huit
jours presque toute la ville fut atteinte, et que beaucoup des habitants les plus marquants furent emportés. »

(Suit une longue description de la cérémonie que firent les
moines pour faire porter à Campêche la vierge d'Isamal, regardée
comme miraculeuse.)

» D'habitude, en d'autres pays, les épidémies attaquent uniformément tout le monde ; mais il n'en fut pas de même dans le
Yucatan, ce qui dérouta complètement les esprits. On ne peut
pas dire que ce fut un *achoque* [1], parce que les médecins ne le
reconnurent pas ; la maladie n'était pas une chez tous, et les effets
chez ceux qui en souffrirent étaient contradictoires. Le plus com-
munément, survenait une forte douleur de tête et de tous les os
si violente, que le corps semblait se désarticuler et être mis sous
presse. Peu d'instants après la douleur, commençait une fièvre
très-violente qui chez les uns amenait le délire, et non chez les
autres. Survenaient alors des vomissements de sang comme pourri,
et de ceux qui vomirent peu survécurent. D'autres avaient un
flux de ventre d'humeur cholérique, et qui, se corrompant, devenait
dysenterie qu'on appelle sans vomissements ; et d'autres avaient
des envies de vomir très-violentes sans pouvoir rien évacuer, et
beaucoup souffrirent la fièvre et les douleurs des os sans autre
accident. Les remèdes qu'on faisait aux uns et qui paraissaient
les soulager, appliqués à d'autres qui avaient les mêmes symptômes, leur coûtaient la vie. Chez un grand nombre, la fièvre
paraissait cesser complètement, le délire disparaissait, ils cau-
saient avec leur entier bon sens ; mais ils ne pouvaient rien boire
et rien manger, et ils duraient ainsi huit jours, et, tout en parlant
et annonçant qu'ils étaient rétablis, ils expiraient. Il y en eut
beaucoup qui ne passèrent pas le troisième jour. Le plus grand
nombre mourut dans le cinquième, et peu arrivèrent au septième.
Elle attaquait avec violence les jeunes gens les plus sains et les
plus robustes, et les enlevait prestement. On vit un matin un des

---

[1] J'avoue n'avoir pu traduire ce mot littéralement.

jeunes gens les plus vigoureux de la ville assis sur les marches de l'église en parfaite santé, qu'à cinq heures du soir on enterra. Bien que parmi les femmes elle fît beaucoup de victimes, elles furent cependant plus épargnées que les hommes, mais il est rare qu'étant enceintes, elles s'en soient échappées.

» Pour qu'on ne puisse avoir aucun doute sur ce que la maladie fut un châtiment de nos péchés, je conterai par quels moyens étranges quelques contagiés guérirent. Un séculier, étant au beau milieu de la fièvre, se mit tout nu dans un bassin d'eau froide et y resta jusqu'à ce que la chaleur se fût calmée, et sortit de l'eau complètement rétabli. Un choriste de notre couvent, pris par la fièvre, balaya sa cellule, y répandit quelques seaux d'eau, et s'étant quitté les vêtements, s'y coucha, se roulant toute la nuit, cherchant le frais des endroits arrosés, et se leva le lendemain sans fièvre et parfaitement bien. Beaucoup, au milieu de la fièvre, s'en délivrèrent en buvant de l'eau excessivement chaude, ce qui est le contraire des autres cas; d'autres guérirent par la seule application de quelques ventouses scarifiées entre les épaules, et un Indien avec une seule posée à la région du cœur. — Il y eut des malades qui restèrent endormis tout le temps de la fièvre et se réveillèrent libres de tout mal, sans qu'on leur eût appliqué aucun remède.

» Les cimetières, le matin, étaient remplis de cadavres, etc., etc.

» Il y eut un autre fait à noter : c'est que la maladie se développa, à Campêche, durant les mois de juin, juillet, et tout d'un coup, d'un bond, attaqua Mérida sans toucher aucun des nombreux villages qui séparent ces deux points. Pendant qu'elle sévissait à Mérida, la ville de Valladolid, qui est à l'E. de Mérida, comme cette dernière à l'E. de Campêche, resta complètement saine. A la fin de septembre, à la suite d'un fort vent d'ouest, Valladolid fut prise à son tour, sans qu'aucun des villages et habitations intermédiaires aient rien ressenti. — Tant que l'épidémie attaqua les Espagnols, elle ne sévit que sur les rares Indiens qui vivaient au milieu d'eux, ou sur ceux qui venaient à la ville et qui, frappés par le mal, allaient mourir dans leurs villages ; mais là, il n'y eut pas de transmission du mal à ceux qui les soignaient. Pour cela, les Indiens commencèrent à dire que le mal était punition de Dieu parce qu'on n'était malade que dans les villes à cause des mauvais traitements qu'on leur infligeait.

»Promptement Dieu leur enleva cette illusion, parce que peu de jours après, plusieurs villages d'Indiens furent infestés, et ils moururent de la même maladie que les Espagnols, et en nombre plus considérable, etc., etc.

»La maladie dura dans le Yucatan pendant deux ans, et beaucoup d'Espagnols qui s'enfuirent de Mérida dans les villages indiens et y restèrent plus d'une année, retournant depuis dans la ville, étaient victimes du fléau s'ils n'avaient été déjà malades dans les villages, et un grand nombre d'eux moururent.

»Ils furent peu, ceux qui ayant vécu durant ces deux ans dans le Yucatan, ne tombèrent pas malades ou ne succombèrent pas dans une rechute, après avoir échappé une première fois aux atteintes du mal. — Tous restèrent pâles comme des morts, sans cheveux, sans sourcils ; un grand nombre dans un grand état de faiblesse, bien qu'ils n'eussent eu que la fièvre et la douleur des os (comme cela m'arriva), et durant longtemps ils ne purent recouvrer leurs forces.

Trouvera-t-on dans ces lignes la fièvre jaune ? Il y a des vomissements de sang qui est comme corrompu , et les médecins ne connaissent pas cette maladie, dit Fray Cogolludo. Ce fait de l'igno-rance des médecins est significatif et prouve que, même en admettant l'épidémie de 1648 comme épidémie de fièvre jaune, celle-ci n'aurait pas été connue auparavant ; or, il y avait déjà plus de *cent cinquante* ans que Cortès avait abordé au Mexique, et beaucoup plus par conséquent que Colomb avait ouvert le chemin du Nouveau-Monde. Si la fièvre jaune eût déjà existé à Vera-Cruz, dont on en a fait le berceau, il est à supposer que les médecins de Mérida et de Campêche eussent reconnu sa similitude avec une maladie qu'au moins quelques-uns d'entre eux auraient vue à Vera-Cruz, où abordaient la majeure partie des galions espagnols. — Dans un dictionnaire géographique des Indes, publié à Madrid en 1786, si la mémoire ne me fait pas défaut, j'ai lu que la première apparition de la fièvre jaune fut celle dont

2

parlent G. Jean et A. Ulloa, et que la première relation de ce fléau fut donnée par un médecin mulâtre, Joseph de Castelbondo, qui la publia à Madrid en 1754, livre que par parenthèse j'ai cherché en vain à me procurer.

La durée de l'épidémie racontée par Fray Cogolludo me paraît indiquer un autre fléau que le vomito; son mode de propagation dans les villages indiens me paraît militer en faveur de cette opinion. Pour moi, c'est le typhus hémorrhagique[1], le *matlazahua* et non la fièvre jaune. — Je veux bien admettre que les nègres qui ont vécu dans un pays froid peuvent n'être plus réfractaires au vomito, comme l'ont prouvé les faits de Charleston et de Norfolk; mais j'admets aussi l'immunité des Indiens des terres chaudes, comme j'admets celle des créoles qui bien entendu n'ont jamais quitté leur pays, et cela sans qu'il y ait eu besoin, comme dit un autre de mes anciens collègues de la marine, M. Corre, d'avoir eu à souffrir la fièvre jaune dans l'enfance pour en être garanti plus tard. Cette croyance à l'immunité des Indiens dans la fièvre jaune, proclamée par M. Cornillac, me paraît devoir être complètement admise[2].

La relation de Fray Cogolludo contient un fait très-intéressant pour moi qui parle de Tampico : je veux rappeler cette atmosphère empestée par les poissons rejetés morts en si grand nombre sur les rives du golfe. Il y a, en effet, trois dates précieuses dans l'histoire de la ville que je viens de nommer, au sujet de ce rejet considérable de poissons sur le littoral. Le premier (nous n'avons pu remonter plus loin dans les annales du pays), qui a laissé des souvenirs palpitants dans l'esprit de quelques vieillards, fut en 1832, et précéda de quelques mois le choléra qui ravagea Tampico à peine formé, choléra qui fut comme celui qui, deux ans auparavant, avait envahi notre chère France. Le second eut lieu en 1842, et fut le précurseur d'une épidémie de vomito

---

[1] Bien qu'il soit fort rare sur les côtes.

[2] Je parle, bien entendu, des Indiens des terres chaudes, bien que, même pour le peu d'Indiens des terres froides que j'ai vus mourir sur les côtes de ce qu'on appelle *vomito*, il y a plutôt fièvre rémittente bilieuse que fièvre jaune réelle.

qui ne fit pas mal de victimes. La troisième enfin eut lieu quelques mois avant la venue de l'infanterie de marine, et coïncida
avec l'apparition de la fièvre jaune qui existait déjà chez quelques
Européens, et dont on nous accusa d'avoir apporté le germe de
Vera-Cruz [1].

D'où provient cette évacuation de poissons morts ? A quelle
cause l'attribuer ? Est-ce à l'empoisonnement des rivières par certaines plantes, qui occasionne ces désordres à leur embouchure?
ou n'est-elle due qu'à quelque éruption sous-marine ? Cette
dernière supposition me paraît plus admissible, et le récit de quelques voyageurs qui m'ont témoigné de l'existence de deux volcans
sous-marins, l'un à l'E. de Yucatan, l'autre au N.-E. de
Tampico, m'ont affermi dans cette croyance. Du reste, la présence
sur toutes les côtes du Tramaulipas de grosses masses de bitumes
confirme cette manière de voir. Cet air épais dont parle le nar-
rateur que nous venons de citer, et qui semblait, dit-il, une
fumée assez dense, nous avait paru confirmer cette opinion; mais
aujourd'hui que nous avons vu (en 1871) plusieurs jours avec
le brouillard sec, qui s'appelle, je crois, *Calina*, mot d'origine
espagnole, nous n'y avons plus attaché autant d'importance, et
nous lui avons rapporté l'air épais de Fray Cogolludo.

Voilà tout ce que j'avais à dire de la fièvre jaune, que je n'ai
eu du reste occasion de voir qu'une seule fois depuis mon retour
au Mexique. Il n'entre pas dans mes idées de parcourir tout le
cadre nosologique dans le récit rapide que j'entreprends : je ne
veux narrer que les quelques cas curieux qu'il m'a été donné de
voir pendant mes années de pratique à Tampico, ne relatant que
les plus saillants, et ceux qui par leur rareté ou leur originalité
m'ont paru dignes d'une mention particulière.

Je crois avoir assez parlé du climat de Tampico, de sa position si défavorable au milieu de marais saumâtres, et par conséquent en butte à toutes les attaques de la fièvre intermittente.
— Sous toutes les formes connues et décrites, sous toutes les

[1] Ce troisième rejet de poissons provoqua un symptôme singulier : un
espèce de toux spasmodique générale à Tampico.

capricieuses métamorphoses de la périodicité et de l'intermittence, les fièvres palustres, larvées ou franches, règnent endémiquement à Tampico, moins communes durant les mois de décembre jusqu'en juin, que dans les mois de juillet, août, septembre et surtout octobre. — Quant aux manifestations périodiques, elles varient, comme je l'ai dit, à l'infini : névralgies, hémorrhagies, diarrhées, congestions partielles ; j'ai pu assister à beaucoup de ces variations, de ces métamorphoses. Et il n'y a rien d'étonnant à cela quand on songe que dans cette ville on chercherait en vain un habitant qui ait pu passer au milieu de tant d'effluves sans en ressentir des atteintes plus ou moins fortes, plus ou moins durables. Parler des fièvres paludéennes d'une façon générale serait sortir de mon tracé. Voulant conserver à ces pages un peu d'originalité qui sera très-probablement leur seul mérite, si mérite elles ont, je n'ai voulu rien dire de la fièvre avec ses trois stades réguliers ou tronqués ; je ne relaterai que de véritables déviations symptomatiques contre lesquelles il faut être toujours en garde.

Au mois de septembre 1867, une jeune fille de 19 ans, Mlle X.., jouissant d'une bonne santé, réglée à 13 ans, d'une constitution assez robuste, sans maladies antérieures, si ce n'est des céphalalgies et des fièvres intermittentes déjà anciennes, et dont elle est exempte depuis plusieurs années, est prise de légers frissons suivis de chaleur et sueur ; un simple accès qui dure deux heures environ et disparaît sans que nul médicament ait été administré ; l'appétit s'est conservé ; rien ne se manifeste le jour suivant. Le surlendemain et brusquement, deux heures avant l'heure du frisson de l'avant-veille qui avait eu lieu à deux heures et sans nulle cause occasionnelle, les deux conjonctives s'injectent ; une véritable conjonctivite se manifeste, et je fus appelé. Malgré le frisson de l'avant-veille, l'idée de l'intervention de l'élément palustre, sous cette forme, ne se présenta point à mon esprit. Je me contentai donc de lotions émollientes, d'un collyre astringent, et fis prendre un purgatif léger. — Vers six heures du soir, à part quelques artérioles qui conservent encore un peu de tension sanguine, la conjonctivite a presque entièrement disparu. Le lendemain matin il n'en restait nulle trace ; je laissai la malade me félicitant d'un si heureux résultat.

Le jour suivant, on m'envoyait appeler de nouveau : la conjonctivite avait reparu plus intense, et la coloration du globe oculaire est beaucoup plus forte.— A 10 heures du matin, cette fois, elle avait fait son apparition; nulle altération dans le pouls et dans la langue; les voies digestives sont en bon état, et depuis le purgatif l'appétit a continué bon. Cette fois, mon attention fut éveillée, et tout en me contentant, comme l'avant-veille, de faire bassiner l'œil avec des décoctions émollientes, j'attendis le soir; vers sept heures, la conjonctivite commençait à céder. Je fis prendre trente-deux grains de quinine en quatre prises : huit le soir même, huit le lendemain matin, et les autres le soir de l'intercalaire et le matin du troisième jour.

Le jour suivant fut bon, avec cependant un peu de malaise que je mis sur le compte de la quinine ; j'attendis le jour de l'accès , avec la ferme conviction que la conjonctivite ne reparaîtrait plus. Je ne me trompais pas en ce point, mais vers dix heures on vint me chercher pour aller voir Mlle X..., qui, selon le dire du domestique, était à toute extrémité. Je la trouvai, en effet, non pas mourante, comme on me l'avait annoncé, mais en proie à une crise nerveuse violente, simulant une de ces attaques convulsives qui touchent à l'hystérie ou à l'épilepsie.

Comme je connaissais les antécédents de la jeune fille, et que je savais que, malgré la fréquence de l'hystérie à Tampico, aucun membre de la famille n'en avait été atteint, je n'hésitai pas à mettre sur le compte de l'élément palustre les désordres que je voyais.— Le pouls, qui avait un peu d'accélération naturelle dans un tel accès, n'indiquait point cependant la fièvre, comme il ne l'avait point indiqué lors de la présence des conjonctivites. Quelques perles d'éther, des révulsifs aux membres, des inhalations d'éther, ramenèrent peu à peu le calme, et une potion antispasmodique acheva de mettre fin à des accidents assez graves pour m'avoir fait craindre un moment une tout autre terminaison.

Malgré la dose de quinine assez forte prise les jours précédents et le matin même, j'en fis encore administrer le lendemain et le surlendemain. Cette fois, la fièvre ne reparut pas ; la santé revint sans nulle perturbation postérieure, et depuis cette époque jusqu'à aujourd'hui (février 1871), je n'ai revu ni attaques d'hystérie ni accidents nerveux d'aucune sorte chez la jeune fille. Je ne sais si je me suis trompé dans l'analyse mentale que je fis depuis au sujet de ce fait, où la déviation symptomatologique fut si grande ; mais je suis resté convaincu que, sans la forte dose de quinine administrée, le dernier accès hystériforme aurait eu une tout autre conséquence.

La seconde observation est celle d'une hémorrhagie intermittente ou par effet du génie intermittent, suivant l'expression de **M. Lordat**. Voici le fait :

Mme X.... est mariée depuis 1865, mois de novembre. Un an après, elle avait eu une fausse couche, un avortement à trois mois, pour lequel je ne fus pas appelé. et que soigna un de mes confrères. La perte sanguine qui avait précédé l'avortement avait duré une vingtaine de jours, revenant périodiquement et disparaissant jusqu'à ce que l'écoulement se fît plus considérable et entraînât le fœtus. La santé s'était rétablie assez promptement, puisque l'avortement eut lieu en novembre 1866, et qu'en 1867 elle me faisait appeler au commencement de sa seconde grossesse. Une hémorrhagie s'était déclarée, après une suspension de deux mois environ dans les règles, et apparaissait en dehors de l'époque menstruelle. La pauvre femme était dans des transes faciles à concevoir : elle avait la conviction d'être enceinte, et le triste résultat de la première gestation la tenait en éveil.

De simples hémostatiques, le repos, les compresses d'eau froide au haut des cuisses et sur le bas-ventre, firent disparaître cette première hémorrhagie. Quatorze jours se passèrent, et la perte utérine recommençait ; l'examen ne fait reconnaître rien d'anormal au col; l'hémorrhagie, du reste, est légère et cède aussi facilement que la première fois. Quinze jours se passent; nouveau flux sanguin aussi bénin que les deux premiers, mais qui augmente la frayeur de la jeune femme, qui me raconte seulement alors que son premier avortement avait eu lieu à la suite de pertes semblables, avec la seule différence qu'à cette époque l'hémorrhagie revenait tous les trois jours. Je n'hésitai pas à faire administrer 5 grains de quinine tous les jours et prendre 15 grains le quatorzième jour et 15 le quinzième. L'hémorrhagie ne reparut pas ; à chaque apparition elle avait eu une durée de trente-six heures environ, sans altération du pouls, sans frisson, et sans que nulle cause eût pu la provoquer.

La périodicité des deux septénaires était cependant bien évidente et appela mon attention, parce que les fièvres tierce ou quarte prennent cette allure quand la périodicité immédiate a été enrayée par le sulfate de quinine. J'ajouterai seulement que cette jeune femme, outres les pertes périodiques du premier avortement, a eu, les années précédentes, des accès intermittents.

Depuis, j'ai pu la voir et l'assister dans une autre grossesse, sans que rien d'anormal se soit passé.

Ces observations sont isolées, je relate ce que j'ai vu ; je n'ai pas la prétention de faire un traité méthodique au milieu des intermittences de tout genre que j'ai pu voir ; je cite seulement les cas qui m'ont paru originaux, et puisque je viens de citer une fièvre hémorrhagique avec périodicité de deux septénaires, sans nulle manifestation intercalaire, je vais transcrire un cas de fièvre périodique avec apyrexie de quinze jours, et une pyrexie de soixante et douze heures. Elle a été d'autant plus facile à suivre, que j'en ai été moi-même la victime.

Il y avait à cette époque huit ou dix ans que je vivais conti-nuellement dans les terres chaudes ou dans les Antilles, et je n'avais jamais eu à souffrir du moindre accès de fièvre, lorsque le 9 septembre 1866, après avoir passé la nuit au chevet de ma femme, qui mettait au monde son premier enfant, je me jetai tout habillé, brisé de fatigue et couvert de sueur, sur un lit de sangle, sans prendre la précaution de fermer la fenêtre, ouverte à la brise ; je me levai comme d'habitude, mais les frissons me prirent dans la rue et me forcèrent à revenir pour m'aliter. Trois jours consécutifs, une fièvre ardente m'y tint cloué, au bout desquels, croyant à un synoque, je ne pris aucun anti-périodique. Le 24 septembre au soir, à la suite d'une excursion que je fis dans la plaine située en face de Tampico, par un soleil assez chaud, bien que ce fût vers quatre heures que je passais le fleuve, la fièvre me reprit avec un premier stade très-léger, mais dura sans nulle rémission jusqu'au 27 au soir, jour où je reçus, tout souffrant que j'étais encore, l'ordre émané des auto-rités mexicaines d'avoir à sortir de la ville. Le lendemain je partais pour Vera-Cruz[1]. Je n'avais pris encore cette fois de sulfate de quinine, et je croyais que le changement d'air forcé que les autorités libérales me faisaient faire me tiendraient quitte de tout accident ultérieur.

Mais je comptais sans les importunités ou plutôt sans la téna-cité de cette malencontreuse visiteuse qui a nom fièvre inter-

---

[1] Ceci se passait un mois et demi après l'entrée des forces libérales à Tampico ; l'ordre d'exil fut-il motivé par ma simple qualité de Français, ou fut-il donné par suite de la bienveillance de mes collègues mexicains ? La dernière supposition me paraît la plus probable.

mittente, et qui, juste au bout des deux septénaires, vint me
frapper à Vera-Cruz avec une persévérance dont j'avais mal
fait de la croire incapable. Trois nouveaux jours je restai couché, soigné par un de mes anciens confrères de la marine, qui
me crut bel et bien attaqué par le vomito. Cette fois, je ne me
contentai pas de prendre de la quinine, je fis faire une bouteille
de vin quininé[1], comme j'ai l'habitude d'en donner à mes malades en cas de fièvre intermittente rebelle, et depuis ce jour je
n'ai plus revu ma triste visiteuse.

Il me reste à citer un quatrième cas de fièvre intermittente,
remarquable surtout par une disposition gastrique et une idiosyn-
crasie particulière qui se révélèrent avec elle.

Au mois d'avril 1869, M. V..., résidant français, est pris de
fièvre avec frisson, et me fait appeler le 19 de ce mois. La langue
est saburrale, la fièvre est à son second stade, la transpiration va
probablement commencer : je fais administrer un vomitif (ipécacuanha) pour nettoyer l'estomac. C'est déjà le second accès; le
18, à 9 heures du matin, il y en a eu un moins fort. Je prescrivis la quinine, à prendre quatre heures après la disparition de
l'accès, douze pilules dans la soirée (1 grain chaque) et douze le
lendemain matin. Les pilules du soir sont rejetées. Le malade,
attribuant l'intolérance de l'estomac à l'effet du vomitif, essaya de
prendre les douze autres le lendemain matin ; elles furent aussi
rejetées ; un purgatif fut administré, qui amena d'abondantes éva-
cuations. La fièvre reparut presque à la même heure ; l'accès a
la même durée ; la quinine en solution est essayée le soir même,
elle est rejetée. Nouvelle prise le lendemain matin avec extrait
gommeux d'opium, elle est vomie ; cependant la fièvre change de
forme et devient tierce. Je profite du jour d'intervalle pour faire
prendre de la poudre de quinquina, elle est aussi vomie, bien que
pendant ce temps les bouillons soient parfaitement conservés. La
fièvre reparaît le lendemain ; je fais essayer la pommade qui-
nique en frictions et la liqueur de Boudin : la solution a le même
sort que la quinine et le quinquina, et les frictions, quoique faites

---

[1] Ce vin est composé de teinture quinquina 80 grammes, cinchonine 4
grammes, sulfate de quinine 2 grammes, dans une bouteille de vermouth.

régulièrement, ne suffisent pas pour entraver la fièvre, qui reparaît chaque trois jours. J'essaye les amers : la centaurée et la serpentaire de Virginie ne sont pas tolérées par l'estomac, et le malade, désespéré, se refuse à toute espèce de médication, aimant mieux courir le risque d'un accès pernicieux. Les accès continuèrent longtemps, malgré un séjour à la campagne et à la barre sur le bord de la mer ; ce client, que j'entrevois de temps en temps, est maigre, pâle ; je conseille l'huile de foie de morue, qui ne peut être supportée. Vers la fin de juin, je vis dans la *Gazette hebdomadaire* que la solution concentrée de quinine employée en manuluve, présentait quelquefois de bons résultats ; je revins à la rescousse auprès du pauvre patient, souffrant avec ses accès tierces, sans gonflement bien notable à la rate, mais dans un état de faiblesse facile à deviner. Je formule une solution de 8 grammes de quinine dissous dans 200 grammes d'eau avec quelques gouttes d'acide sulfurique ; je recommande au malade de bien se laver les mains avec de l'eau tiède, et de se laver toutes les deux heures avec cette solution sans se sécher les mains avec un linge, mais en les frottant jusqu'à ce qu'elles se séchassent naturellement, de continuer ainsi jusqu'à ce que la solution quininée s'épuisât. Quelques jours plus tard, je revins voir le malade ; il avait une seconde fois envoyé chercher la solution, et avait continué son usage durant cinq jours consécutifs. La fièvre n'avait pas reparu et ne reparut plus.

Je ne peux attribuer qu'à la quinine ainsi absorbée la disparition de la fièvre, vu que l'époque des chaleurs commençait, et que nulle influence climatérique n'intervenait en faveur de la médication.

Quant à la fièvre intermittente en général, je n'en ai que quelques mots à dire : c'est celle qu'on observe partout dans les climats chauds et marécageux. Les types les plus communs sont les types tierce et quarte ; le plus rebelle est ce dernier. Les doubles tierce et quarte sont rares ; le sulfate de quinine, quelque soin qu'on mette à l'administrer, reste assez souvent sans action, et si les vents du nord soufflent avant qu'un individu atteint de fièvre intermittente en soit débarrassé, la fièvre, quel que soit son type, reviendra plus tenace que jamais, et résistera bien plus à tous les moyens employés contre elle, pour céder quelquefois très-facilement aux mois d'avril et de mai. Dans les cas rebelles, le traitement le plus efficace sans contredit est celui par le vin de quinium de Labarraque ; quelquefois la solution de Boudin, et cette dernière très-principalement chez les femmes nerveuses et les jeunes filles. Quant au sulfate de quinine, je suis resté toujours très-réservé dans son emploi , au moins dans son usage prolongé et à fortes doses; j'aime mieux faire intervenir le vin amer, dont j'ai déjà parlé, et qui m'a donné d'excellents résultats. C'est un fébrifuge puissant à la dose d'un petit verre à Bordeaux deux fois par jour; j'ajoute quelques gouttes de laudanum à la liqueur quand elle provoque des envies de vomir ou quand je la fais prendre à quelques femmes, surtout à celles qui ont un tempérament nerveux très-développé.

L'enfance, on doit le comprendre, n'échappe pas à l'influence marécageuse, et, bien que fort souvent elle ne soit en proie qu'à des accès qui se manifestent par leurs trois stades réguliers , cédant au sulfate de quinine, les convulsions viennent quelquefois se joindre à ces fièvres, qui se transforment ainsi, présentant vaguement tous les caractères d'une méningite tuberculeuse. Le seul fait de la présence de ces convulsions augmente d'une manière effrayante les chances de mortalité. Cette fièvre, dont je croyais qu'on pourrait faire à la rigueur un type à part, sous le nom de fièvre pernicieuse convulsive des enfants, attaque l'enfance à tous les âges; et si nous avons ici vu rarement les convulsions compliquer les rougeoles et les pneumonies, nous n'en pouvons dire autant pour les intermittentes. Je me hâte de dire cependant que quelquefois, trop rarement, hélas! ces convulsions sont passagères et sans nulle gravité: mais le médecin appelé peut très-difficilement diagnostiquer d'emblée la bénignité ou la gravité des cas. Si quelquefois le grain de sel des nourrices françaises suffit, presque toujours toute médication reste impuissante. Le pronostic est souvent d'autant plus difficile que les antécédents, et par ce mot j'entends l'accès primordial, ne sont jamais connus, l'accès passant souvent inaperçu de la famille ; difficile en second lieu, parce qu'une convulsion simple a toute la physionomie d'une convulsion fatale. Aussi, quel luxe de médication ont hâte d'employer les confrères et les commères, à qui mieux mieux ! En douze heures de temps, j'ai vu administrer à un enfant de deux mois vingt et un lavements, deux purgatifs et quatre bains. L'enfant mourut tout autant d'une *lavativité* aiguë que de l'accès de fièvre. Ce n'est pas, du reste, chez les enfants seulement que cet abus de médicaments est à noter : chaque heure, chaque quart d'heure, il faut formuler. Dans un pays où le sang s'appauvrit avec tant de facilité, les barbiers à la façon de Figaro étaient à la mode à mon arrivée, saignant et sacrifiant les patients sous les ventouses et les sangsues, posant des vésicatoires. La pauvre nature médicatrice avait fort à faire, et contre la maladie, et contre la médication.

Je ne citerai que deux observations de ces fièvres pernicieuses convulsives. La première est celle d'un des enfants d'une des riches familles de Tampico, âgé de trois ans, de constitution robuste, du moins en apparence, car le père vient de mourir emporté par une phthisie des plus rapides. Je fus appelé pour voir l'enfant, le 25 septembre, en consultation avec un de mes confrères, à six heures du matin. L'accès de fièvre venait de reparaître, avec froid notable et avec des convulsions légères des membres thoraciques et abdominaux gauches. Pas de traces de congestion à la face, qui offre assez de calme ; les yeux ne sont pas convulsés; la peau est sèche, chaude; le pouls excessivement rapide, mais plein. La veille, il y avait eu un accès à la même heure, mais sans aucune convulsion ; l'avant-veille, les parents ont noté du malaise chez l'enfant. Le confrère me raconte qu'après avoir donné un purgatif la veille, il a voulu faire prendre de la quinine, qui a été vomie, mais qu'il ne l'a fait administrer ni en lavements, ni en frictions. Nous convînmes d'en appeler aux antispasmodiques, aux rubéfiants cutanés, sinapismes et moutarde, à une dose de calomel, et de faire prendre la quinine par toutes les voies, sans attendre la fin de l'accès. Le soir, à six heures, il y a eu deux selles abondantes amenées par le calomel; la fièvre a cédé ; les frictions quininées ont été faites. On administre l'antipériodique en lavements; la quinine, qui est donnée par la bouche, est de nouveau rejetée ; nous prescrivons de la répéter avec une goutte de laudanum vers minuit. L'enfant dort assez bien presque toute la nuit ; la quinine est vomie ; mais le lendemain matin, vers cinq heures et demie, la fièvre reparaît, et avec elle les convulsions qui reviennent presque à chaque demi-heure avec de courts intervalles de détente. Et, malgré les antispasmodiques, les rubéfiants, les vésicatoires aux membres inférieurs , la mort arrive vers quatre heures de l'après-midi.

La seconde observation est celle d'une petite fille de deux ans et demi, pour laquelle je fus appelé le 14 février; elle venait d'avoir un accès de fièvre avec des vomissements bilieux. Je fis administrer un vomitif: sirop et poudre d'ipéca, et sirop de quinine 12 grains pour 1/2 once de sirop à donner par petite cuillerée toutes les deux heures. Le lendemain, la fièvre n'ayant pas reparu, je fais encore administrer quelques grains de quinine le soir, et avertis la mère de m'envoyer chercher si la fièvre revenait le lendemain. Quatre jours se passèrent sans nulle nouvelle de l'enfant, que je croyais guérie, quand, le 19 au soir, on vint m'avertir que l'enfant était à l'agonie. Je la trouvai, en effet, avec les yeux convulsés, les fléchisseurs contractés, et j'appris que durant les jours écoulés la fièvre avait reparu tous les jours. Malgré toute la médication dont je pus faire usage, les convulsions durèrent jusqu'au surlendemain matin à neuf heures (le 21). Dans ce cas, je m'étais borné au calomel, aux révulsifs, aux antispasmodiques, sans faire intervenir les vésicatoires. Bien souvent j'ai fait usage, en désespoir de cause, d'une médication plus active et sans plus de succès : les sangsues aux apophyses, les vésicatoires, et toujours aussi inutilement. Comme je le disais un peu plus haut, il n'y a nul symptôme au début qui puisse faire asseoir un pronostic assuré, ni laisser porter un diagnostic certain entre la convulsion bénigne et la maligne. La présence, ou plutôt la constatation d'accès antérieurs n'implique pas une gravité constante. Souvent, en effet, des convulsions apparaîtront au second ou troisième accès, et quand, appelé par la famille, vous arrivez près du malade, tout a déjà disparu. La médication préventive, ou plutôt antipériodique, est pour moi l'unique moyen à employer ; mais si, malgré son usage, l'accès convulsif reparaît, je me suis souvent demandé si les saignées, les sangsues, dans un pays où le sang est si pauvre, étaient d'une bonne et saine pratique , et si les vésicatoires ne venaient pas ajouter, par la douleur que cause leur application, une excitation de plus. Les sangsues et ventouses me paraissent plus utiles dans un cas de méningite qui se développe brusquement. Les purgatifs, le calomel, entre autres, et les lavements purgatifs, drastiques même, me semblent plus rationnels, surtout s'il y a constipation, comme dans la majeure partie des cas. Des vomissements noirs, véritables mélæna, surviennent quelquefois pendant l'agonie. C'est le plus souvent au troisième ou quatrième accès que se montrent les convulsions, bien que j'aie pu les voir arriver quelquefois au sixième accès sans que la quinine pût enrayer ces derniers. Il y a évidemment un épanchement au cerveau qui produit ces convulsions. La seule autopsie que j'aie pu faire est chez un jeune homme de quinze ans, pris d'un accès pernicieux convulsif, et qui dura deux jours sans que les convulsions eussent un moment de détente. Je trouvai un épanchement séreux abondant dans les ventricules et quelques granulations fines sur la pie-mère. Comme je l'ai dit plus haut, je n'ai pu faire aucune autopsie d'enfant mort dans les conditions citées plus haut, et, bien que la question d'hérédité pour une méningite tuberculeuse puisse être invoquée pour le premier cas, elle ne peut être soulevée pour le second, dont les parents, la femme comme le mari, étaient et sont encore jouissant d'une santé exubérante. Aussi ai-je écrit que cette fièvre , qui me surprit dans les premiers temps et que je croyais pouvoir nommer fièvre convulsive, n'est très-probablement que la méningite granuleuse, affectant ici une marche beaucoup plus rapide et une intermittence beaucoup plus marquée que d'autre part. Et, bien que la méningite granuleuse, telle qu'elle est décrite dans les classiques, avec ses alternatives de malaise, ses bouffées de chaleur, ses cris hydrencéphaliques, ait été notée ici chez d'autres malades, je n'hésite plus aujourd'hui à mettre sur le compte de la même affection ces fièvres si marquées avec l'accès convulsif fatal qui vient clore tous les symptômes. Ici, la question à soulever est celle-ci : la fièvre provoque-t-elle l'épanchement, est-elle idiopathique, ou n'est-elle que symptomatique de l'épanchement? Peut-être me sera-il donné un jour de faire quelques autopsies qui me mettront à même de mieux juger la question. La présence des tubercules, en effet, ne laisserait aucun doute dans mon esprit.

La fièvre pernicieuse algide se montre aussi quelquefois ; un cas entre autres qui, bien qu'il ne fût pas dans ma clientèle et que je ne fusse pas appelé à la consultation, eut assez de retentissement pour que j'en connusse tous les détails. Cette fièvre, du reste, souleva entre les médecins de Tampico une polémique assez curieuse ; les médecins consultants soutenant que le médecin de la famille avait fort mal soigné son malade, ce dernier prétendant que l'École américaine seule connaissait la fièvre pernicieuse algide, qu'il dénommait froid congestif. J'assistai à cette polémique bilieuse qui eut lieu dans les journaux de la localité, tout en gardant le silence le plus complet, me contentant de me rappeler que c'est la loi sur terre, et que le temps des médecins Tant Pis et Tant Mieux est loin d'être passé.

J'ai dit tout ce que j'avais à peu près à dire sur la fièvre intermittente, et je crois inutile d'insister sur les conséquences fâcheuses qu'elle entraîne, surtout quand de mauvaises conditions hygiéniques et l'apathie des malades contrecarrent la médication. Les hyperhémies des organes abdominaux, la rate prenant des dimensions extraordinaires, refoulant les poumons en remontant dans la cage thoracique ou descendant jusque dans le bassin, sont choses très-communes. Cependant, je dois le dire, c'est rarement, peut-être grâce à l'influence de la saison froide, qu'on est obligé de faire rapatrier un étranger devant la menace d'une cachexie paludéenne; c'est par ces mêmes étrangers aussi qu'on peut faire suivre une hygiène plus entendue et plus convenable.

Il n'y a qu'une maladie qui rivalise en général de fréquence avec l'intermittence : c'est la phthisie pulmonaire. Si l'élément

palustre vient en effet très-souvent compliquer toutes les affections, le médecin doit être aussi toujours en garde contre la
présence des tubercules chez les malades qu'il a à visiter; et, bien
que cette terrible maladie soit souvent très-difficile à diagnostiquer à son premier degré, malgré l'auscultation et la percussion,
elle se laisse souvent deviner par la maigreur, qui va augmentant
jusqu'à ce que des signes évidents manifestent sa présence. Que
devient le prétendu antagonisme de la phthisie et de la fièvre
intermittente, et quelle est la cause de la fréquence de la première
à Tampico? Les anciens habitants, je veux parler de ceux qui
assistèrent à sa fondation, qui date des vingt premières années de
ce siècle, sont unanimes à dire que cette maladie, si commune
aujourd'hui, était très-rare autrefois, tandis qu'elle a de tout temps
été toujours très-répandue dans la partie de l'État de Vera-Cruz
qui est limitrophe du Tamaulipas. Certaines gens même ont été
jusqu'à prétendre qu'elle avait été apportée à Tampico par ces
mêmes habitants de l'État voisin qui étaient venus s'y établir en
assez grand nombre. Bien que la contagion de la phthisie me
paraisse assez probable, il faut plutôt admettre qu'un tel fléau, rare
dans une ville récente, s'est développé à mesure que les généra-
tions nouvelles s'y sont formées. Les petits-fils des premiers habitants sont les victimes que nous voyons mourir aujourd'hui. Le
sang a subi une dégénérescence dans sa vigueur et son énergie
originaires, et je serais assez tenté d'admettre ici la phthisie comme
une des plaies conséquentes du non-acclimatement de la race
Blanche sur les rives du golfe, bien que cette race soit souvent
mêlée à l'Indienne et soit restée rarement pure de tout alliage.
Si des tribus vaillantes et nombreuses vivaient autrefois sur les
rives du Panuco et y prospéraient, il n'est pas probable, par suite
de la vie active, à demi nomade qu'elles avaient, que la phthisie
fût très-commune parmi elles. On ne peut inculper le froid comme
cause productrice, puisque le froid relatif dont nous jouissons est
presque nul; et alors la maladie se ferait sentir surtout dans la
classe pauvre, dont les habitations, ouvertes à tous les vents, expo-
seraient davantage aux dangers des brusques changements de
température, et dont les vêtements, les mêmes en toutes saisons

ne leur servent en aucune façon de protection. Mais pour la classe aisée, bien abritée, bien vêtue, qui ne sort jamais qu'avec de grandes précautions, à quoi se réduit cette cause? Si M. Bouchardat, partant de l'observation des animaux transportés en Europe, conclut à la tuberculisation par défaut d'équilibre entre la calorification du corps et la température de l'air ambiant, pouvons-nous adopter cette cause dans un pays où la chaleur est presque constante? L'antagonisme entre les fièvres de marais et la phthisie, opinion déjà très-combattue, tombe ici, sans besoin d'aucune discussion. Les anciens habitants, qui n'ont point incriminé la Huarteca de la présence de la phthisie à Tampico, l'ont tous attribuée à la formation de ces bancs de sable et de vase dont j'ai parlé au début, et qui se sont formés quand les Américains ouvrirent leur canal dans la lagune du Chairel. Évidemment, cette cause a aussi peu de probabilité que la première, d'origine populaire, que nous avons donnée; mais il n'en est pas moins vrai que pour le motif d'accroissement de population que nous avons déjà mis en avant, la phthisie augmenta ses ravages à mesure que les fièvres intermittentes augmentaient aussi en nombre : concordance en désaccord avec l'antagonisme des deux principes morbides. La syphilis, si fréquente ici, ne vient-elle pas contribuer, par la viciation du sang transmis aux descendants, à appeler sur les poumons ces noyaux tuberculeux dont la marche est ici si rapide et si désespérante? L'observation me confirme chaque jour dans cette croyance à une dégénérescence de la race; ce sont, comme je l'ai dit déjà plus haut, les petits-fils et surtout les petites-filles des premiers habitants qui meurent frappés du fléau. Les Indiens qui habitaient autrefois les terres chaudes vivaient dans une agitation et un exercice continuels; aujourd'hui, les familles vivent enfermées, prenant peu d'air, faisant peu de promenades: plongées dans un *far niente* dont il est impossible de les tirer, elles subissent les tristes conséquences de cette claustration.

Durant l'année 1865, j'essayai plus ou moins strictement la viande crue, préconisée par mon ancien et illustre maître de l'École de Montpellier, M. Fuster, sur cinq malades, qui s'y soumirent à contre-cœur. Les cinq étaient à la première période ; un seul reprit rapidement de l'embonpoint et se maintint en santé jusqu'en 1870, mois de juillet, époque à laquelle les hémoptysies commencèrent.

La phthisie et la fièvre intermittente sont les grandes plaies de Tampico. Je ne dirai rien des fièvres continues ; je noterai seulement que je n'ai jamais observé un cas de dothiénentérie, et que les synoques sont celles qui dominent.

Les coliques sèches y sont peu nombreuses, je n'en ai observé que deux cas, et chez des Européens qui en avaient été déjà atteints, l'un à la Nouvelle-Orléans, l'autre aux Antilles. Les diarrhées ne sont ni aussi communes ni aussi graves qu'aux Antilles, au moins qu'à la Martinique ; je n'ai observé cette maladie épidémiquement qu'une seule fois, ce fut en 1871. Bénigne dans la majeure partie des cas, elle ne fut funeste que chez deux vieillards.

J'ai eu dans les cas de dysenterie chronique, l'un datant de six ans, l'autre de huit ans, le troisième de douze ans, des cures au-delà de mes espérances, par l'ipécacuanha à la mode Brésilienne, faisant toujours précéder son emploi, durant quelques jours, par des pilules de strychnine.

Avec les mois d'avril et de mai concordent les accidents cholériformes assez graves, sans cependant entraîner la mort ; et, bien que je ne puisse encore préciser la cause de leur apparition, je suis tenté de l'attribuer aux chevrettes qu'à cette époque on pêche en quantité considérable dans la lagune de Pueblo-Viejo, et qu'on mange beaucoup, principalement dans ces mois. Ces coliques et ces vomissements proviennent-ils des chaudrons de cuivre dans lesquels elles sont soumises à la cuisson, ou ne sont-ils provoqués que par certain état particulier de l'animal ? Je penche vers cette dernière opinion, parce que je n'ai jamais observé cette intoxication que sur des membres isolés, dans les familles qui se servaient au même plat, et que l'action réduite du cuivre serait inexplicable.

Je n'ai rien dit de l'hépatite, n'en ayant observé qu'un cas bien authentique.

Les maladies de peau [sont excessivement nombreuses, celles surtout qui ont pour origine la syphilis. Rebelles souvent, elles guérissent quelquefois, mais par une médication prolongée et consciencieuse. Un seul cas d'affection herpétique m'a semblé digne d'être reproduit ici.

Le malade existe encore aujourd'hui ; c'est le curé (parroco) de Tampico, M. A. Z...., âgé aujourd'hui de 65 ans, et résidant à Tampico depuis 1850, vieillard robuste encore, et portant bravement ses soixante-cinq étés, qui sont de vrais hivers pour ceux qui vivent sous ces climats. Au mois de février 1870, le 21, je fus appelé auprès du curé, dont je suis le médecin depuis 1867. Il venait d'être pris d'une fièvre intense, débutant par d'horribles frissons, de vraies horripilations. «Ah ! docteur ! c'est mon érysipèle», me dit-il aussitôt que j'entrai dans sa chambre, vers onze heures du matin. Le frisson était dans toute sa force, le visage pâle, et tout le corps tremblait violemment malgré les couvertures de laine dont il était couvert, et malgré de nombreuses tasses de thé chaud mêlé de cognac que lui avait fait ingurgiter sa gouvernante, en attendant ma venue. Une douleur cuisante, aiguë, ayant son siége au sommet de la fesse gauche, devait, au dire du malade, être le point de départ de ce qu'il appelait son érysipèle. Je pus, en effet, constater au point douloureux une plaque érythémateuse de la grandeur d'une pièce de cinq francs, fortement colorée, imparfaitement limitée. Je me contentai d'ordonner un pédiluve sinapisé, des tasses de tilleul, des frictions vigoureuses chaudes sur tout le corps. Le pouls était, j'oubliais de le dire, bien que je ne comptasse pas les pulsations, d'une très-grande fréquence. A quatre heures du soir, le malade était en sueur, la fièvre avait fait son évolution, le pouls était tombé ; et le curé, qui avait repris son calme habituel, put me raconter que depuis l'âge de six mois, et à diverses époques plus ou moins rapprochées, il avait été attaqué de ces frissons intenses, apparaissant toujours alors que se montrait cette éruption que j'avais vue le matin sur la fesse, laquelle parcourait à peu près tout le corps dans une période de temps variable, pour venir se fixer à une des extrémités, et disparaître, ne laissant derrière elle qu'une fièvre légère, intermittente, qui persistait avec une anorexie de plusieurs jours, et qui empêchait, par le dégoût qu'elle provoquait, l'ingestion de toute espèce d'aliments. Lors de l'intervention française, le curé, patriote ardent, avait émigré, et depuis son départ (1861) jusqu'au retour (1866), et depuis ce retour jusqu'en 1870, il n'avait plus eu de ces attaques qui se répétaient antérieurement beaucoup plus fréquemment et avaient plusieurs fois mis sa vie en danger. Le changement de localité, la vie errante qu'avait menée le malade, avaient très-probablement fait disparaître durant neuf ans une maladie qui existait, pour ainsi dire, depuis la naissance. Toutes les médications possibles, me dit le curé, ont été mises en usage, jusqu'à un traitement mercuriel, bien qu'à mon avis la syphilis n'eût rien à voir en cette affaire. Quoi qu'il en soit, voici ce qu'il me fut donné de voir et d'observer au mois de février 1870. Après la fièvre du 21, et malgré les instances du malade, qui réclamait l'emploi immédiat de la quinine, pronostiquant le retour de la fièvre si elle n'était pas administrée, je crus plus logique, les voies digestives étant sales, la langue très-saburrale, de faire prendre, le 22 au matin, un vomitif d'ipécacuanha, du thé de feuilles d'oranger, et oindre la plaque qui est encore à la fesse avec du baume tranquille.

Le 22 au matin, le vomitif fut pris de très-bonne heure ; mais le curé avait eu raison, et la fièvre, avec des frissons tout aussi intenses que la veille, reparut à huit heures du matin. La plaque érythémateuse n'est plus à la fesse, elle est à la partie externe du milieu de la cuisse ; la douleur est très-forte en ce point, et, chose digne de remarque, sur le point occupé la veille, nulle exfoliation épidermique (ni le 22, ni plus tard), nulle trace même entre le point antérieur et le point occupé aujourd'hui, nulle traînée, nul indice du chemin suivi. Boissons nitrées dans la journée; diète; dix grains de valérianate de quinine le soir, et dix le lendemain matin, après avoir toutefois, avant la seconde prise, bu une limonade de tamarin contenant 30 grammes de sulfate de soude.

23. La fièvre reparaît à huit heures du matin, mais les fris-

sons sont très-légers et la pyrexie dure peu ; dans la nuit, l'é-
rythème, avec sa douleur constante, est descendu au genou, à la
grande joie du malade, qui espère que la tache va descendre
au pied et disparaître. Dix autres grains de valérianate de quinine sont encore administrés le soir ; tisane nitrée pour boisson ;
diète. La vue d'un bouillon présenté par la gouvernante provoque, dit-il, des nausées.

24. Réapparition de la fièvre, mais encore moins intense que
la veille et d'une durée beaucoup moindre (une heure environ).
L'érythème est brusquement passé au poignet durant la nuit
(poignet gauche), et cette fois n'est pas aussi limité que dans
les points précédemment occupés, puisqu'il forme comme une
traînée sur l'avant-bras.

25. La fièvre ne reparaît plus ; la plaque s'est fixée sur l'é-
paule gauche. Les aliments n'excitent plus autant de dégoût.
Deux bouillons dans la journée ; boisson alcaline avec bicarbonate
de soude, commencée la veille et continuée.

26. Le point douloureux et érythémateux est à l'oreille droite.
Le malade a peur de lui voir parcourir le cuir chevelu. Il reste
fixé à l'oreille les 27 et 28.

29. Le malade se réveille sans rien sentir. Les boissons alca-
lines ont été suivies durant ces derniers jours, et le malade mange
à sa faim, qui n'est pas grande.

Cette observation est, au dire du curé, le résumé de ce qui
s'est passé chaque fois que l'éruption s'est montrée ; seulement,
ajoute-t-il, elle a eu moins de durée que d'habitude. Comme je
l'ai déjà dit, toutes sortes de médications ayant été employées
pour empêcher le retour du mal, l'arsenic seul n'ayant pas été
mis en usage, c'est à lui que je vais demander la guérison, si
faire se peut, bien que l'arthritis soit la cause probable. Dès le
30, la solution de M. Bazin est commencée et suivie jusqu'au
24 mars. Une fièvre légère s'étant manifestée ce jour-là, et
ayant reparu le 25, je fais suspendre provisoirement la solution
pour administrer le valérianate de quinine et prendre du vin de
quinquina pendant quelques jours. Le 10 avril, la solution

arsenicale est reprise et suivie jusqu'en juillet sans nul inconvénient. Le mal sera-t-il exilé? Cette observation a été trans-
crite telle que je la pris en 1870. En 1871, au mois de
novembre, le curé était couché, avec la même fièvre et les mêmes symptômes tellement identiques, que je n'en pris pas l'observation. La maladie eut à peu près la même durée et le même
traitement.

Est-ce une fièvre intermittente avec éruption spéciale? La
fièvre est-elle productrice ou produit de l'éruption? Je penche
pour la seconde opinion, car j'ai vu en d'autres temps le même
malade atteint de fièvre intermittente légère, comme cela eut lieu
au mois de mars, et nulle manifestation ne se fit à la peau. C'est
l'exanthème qui provoque la douleur et les frissons, beaucoup plus
prolongés que ceux d'une intermittence simple. La période de chaleur a toujours été courte, relativement aux deux autres stades.
La migration de la plaque se fait sans que le malade s'en aperçoive;
la douleur saute brusquement du point abandonné au point envahi.
Éloigné de tout grand centre intellectuel, et ne pouvant me livrer,
par conséquent, qu'à des recherches relativement restreintes, j'ai
vainement interrogé ma mémoire au sujet de cette éruption,
comme au sujet de celle que je citerai plus bas, sans pouvoir
jamais trouver rien de semblable, pas plus que je ne l'ai trouvé
dans les dermatologistes que j'ai entre les mains. Il n'y a pas de
papules. Cette seule raison suffirait elle pour faire rejeter que
c'est une urticaire? C'est pourtant, selon mon opinion, la seule
éruption qui offre quelque similitude avec celle-là. Dans quelques
cas de fièvre ortiée et d'urticaire sans fièvre que j'ai pu observer,
les papules se sont montrées très-grandes, très-développées,
mais quelquefois en nombre très-restreint, de deux seulement,
une au front, l'autre au poignet, et d'autres toujours en très-petit
nombre, les remplaçant successivement sur d'autres parties du
corps, sur un individu atteint d'arthritisme. Dans le cas cité, la
douleur est excessivement aiguë, une brûlure très-vive; dans
l'ortiée, la démangeaison n'arrive jamais à ce degré; frisson,
douleur, éruption, tout apparaît à la fois, la fièvre cède au sulfate de quinine. Ces deux symptômes concomitants persistent,

continuant leur brusque migration sans nulle règle, sans nul guide qui puisse avertir du point où ils vont se manifester. J'ai dit que le curé, répétant le nom donné à sa maladie par tous les médecins qui l'ont soigné, l'appelait son érysipèle. Malgré l'avis de tous les médecins, les plaques, au moins les deux fois que j'ai soigné le malade, sont érythémateuses et non érysipélateuses ; elles sont nettes, uniformément rouge-foncées, sans empâtement, sans papules, sans nodosités. La couleur va se confondant peu à peu avec celle de la peau. On dirait que, tout le corps ayant été mis à couvert, cette partie a été soumise aux rayons d'un soleil inter-tropical. Il n'y a pas de desquammation. Pour cela, je me suis servi du mot érythème dans le courant de l'observation, n'ayant pu que plus tard m'autoriser à en faire une variété d'urticaire et d'origine arthritique, si nous adoptons les idées de M. Bazin, puisque les alcalins semblent en avoir abrégé la durée. En outre, le curé, bien qu'il n'ait jamais souffert de rhumatisme arti-culaire aigu, est sujet à des douleurs erratiques qui ne peuvent avoir d'autre origine, et enfin, chacune des deux fois, l'éruption apparut dans des jours relativement froids. Quant à l'observation qui va suivre, bien que ce soit ce que M. Bazin rangerait parmi les affections provoquées, je me garderai bien de lui donner une dénomination quelconque ; je me contenterai de la relater.

Le 9 octobre 1865, je fus appelé par une femme de Pansa-cola résidant à Tampico, une capresse aux formes robustes, pour voir un enfant atteint d'une affection du genou. Cet enfant est âgé de 9 ans, d'une constitution en apparence assez vigoureuse, bien que d'un tempérament lymphatico-scrofuleux. Les maladies antérieures du jeune malade sont de simples accès intermittents, en général tierces ; il n'y a pas eu de ganglions engorgés dans un âge plus tendre ; la maladie existante est une hydarthrose de l'articulation fémoro-tibiale gauche, pour laquelle un de mes collègues, appelé antérieurement, avait prescrit des frictions iodurées qui avaient amélioré très-peu le mal. Il y a vingt jours que s'est formée cette hydarthrose, sans qu'on puisse lui donner une cause occasionnelle certaine. C'est un épanchement avec une forte rétraction des fléchisseurs de la jambe, qui forme avec la cuisse un angle à peu près droit ; les mouvements d'extension ne peuvent être exécutés, le liquide épanché est assez considérable.

L'état général n'est pas satisfaisant : il y a inappétence ; la langue est saburrale; pas de fièvre. Je voyais l'enfant dans l'après-midi; je prescrivis un looch huileux pour nettoyer les intestins, et ordonnai de commencer le lendemain même, dans la soirée, la solution d'iodure potassique et des onctions avec la pommade au nitrate d'argent (4 gram. sur 30 axonge) sur le genou, recommandant à la mère de ne faire des onctions que deux fois par jour et avec une quantité faible de pommade.

Je ne revois le malade que le 12 octobre au soir ; je le trouve seul dans la chambre où je le vis pour la première fois ; il est endormi, la face est turgescente, les lèvres rouges, brûlantes, la respiration un peu hâletante et les pulsations du tronc innominé au niveau de la fourchette sternale sont très-manifestes. La peau de la face et celle des parties découvertes sont criblées d'un pointillé noir. Je prends la main de l'enfant, qui se réveille avec peine ; je l'interroge, mais comme il est d'une timidité et d'une méfiance extrêmes, je n'en puis rien tirer ; je me décide à attendre la mère. La fièvre est forte, le pouls plein. Le pointillé que j'ai déjà mentionné m'intrigue ; ma première idée fut celle d'une rixe à coups d'encrier avec quelque voisin, ou des éclaboussures de ce liquide reçues en jouant avec quelque enfant de son âge qui serait venu le visiter. Cependant, en examinant ces taches, je trouve qu'elles ont presque toutes le même volume, celui d'un grain de millet environ : l'encre se serait projetée avec une régularité telle, que ma supposition devenait absurde. Puis, l'abdomen découvert par moi me présente les mêmes taches, elles existent à la nuque, à la paume des mains, aux pieds : décidément, ma première supposition n'était pas heureuse; puis, mes yeux s'accoutumant à la clarté un peu voilée de la chambre, je reconnais la présence d'une vésicule acuminée, entourée d'une légère aréole inflammatoire presque partout où il y a du pointillé. Alors, l'idée du nitrate d'argent remplaça celle de l'encre ; je défis le bandage attaché autour du genou, et vis que les onctions avaient été faites très-étendues, malgré mes recommandations. Les parties ointes n'avaient pas la teinte noire qu'elles devaient avoir ; elles n'avaient pas une coloration identique à celle qui suit les onctions de nitrate d'argent dans certaines affections ; mais comment se sont produites ces taches ? L'idée seule d'une absorption pouvait être adoptée; les doigts auraient fait des traînées argentiques et n'eussent point produit une éruption si régulière. Les vésicules sont douloureuses, l'enfant s'agite et crie quand je les touche du doigt.

La mère arriva : j'appris alors que le 11, vers trois heures, l'enfant s'était plaint de démangeaisons dans tout le corps, et qu'en même temps une fièvre violente s'était déclarée. A peu près vers quatre heures et demie apparaissent les vésicules, qui devenaient noires presque aussitôt après leur sortie. Dans la nuit du 11 au 12, la fièvre avait cessé, mais l'éruption avait continué ; seulement, les premières vésicules s'affaissaient à mesure que de nouvelles poussées se faisaient, et il ne restait à la place des anciennes qu'un petit point noir beaucoup plus petit que celui qui couronnait la vésicule après sa formation. Une fine aiguille étant passée dans une de ces vésicules, une gouttelette de sérosité claire s'en échappe, qui ne laisse aucune trace sur la partie de l'épiderme où je l'étends avec l'aiguille. La tache noire se concentrait rapidement et devenait, pour ainsi dire, instantanément plus petite.

Avant de m'étendre sur des phénomènes qui me surprirent, disons de suite que la fièvre a reparu le 12 à trois heures, que le genou est beaucoup plus enflé, d'une chaleur beaucoup plus forte que la peau, chaude elle-même par l'accès de fièvre; qu'il est très-douloureux, alors qu'auparavant la douleur ne se faisait sentir que légère, des deux côtés de la rotule soulevée. Il y a comme une aréole érysipélateuse en dehors des points teintés par le nitrate. La rétraction des fléchisseurs est plus considérable. L'angle de la jambe sur la cuisse est plus aigu. Quant aux voies digestives, elles sont en plus mauvais état que le 9 ; les saburres ont une teinte safranée; il y a des nausées et un goût prononcé d'amertume dans la bouche.

Que fallait-il penser de ces faits, et qu'était-ce que cette fièvre et à quelle cause la rapporter? Fallait-il se rappeler le *spasmos natura solvit?* ou cette fièvre n'était-elle produite que par l'intoxication argentique? Il me parut qu'elle incriminait un véritable empoisonnement, et, comme la langue l'indiquait, je fis prendre un vomitif, suspendre les frictions, couvrir le genou d'un large cataplasme. Le 13, l'éruption continua, mais beaucoup plus discrète, et cessa le 14, bien que la fièvre, contre laquelle je n'use pas de l'antipériodique, suive son cours le 14 et le 15, pour ne céder que devant la quinine administrée le 15 au soir et le 16 au matin.

J'avoue que j'avais commencé et même terminé je ne sais combien de pages de réflexions plus ou moins heureuses ou plus ou moins hasardées sur ce fait. L'usage presque abusif que j'ai vu faire du nitrate d'argent dans les cas d'érysipèle de la face ou autres qui nécessitaient des onctions étendues de la pommade dont je me servis, ne pouvait me faire soupçonner une telle conséquence. Et puis, les taches sont franchement argentiques, elles ne sont point ardoisées comme celles qui se manifestent par l'usage du sel d'argent à l'intérieur. Est-ce que l'absence du chlore dans le sang (comme l'ont avancé, si bien je me souviens, des médecins étrangers), dans les grandes pyrexies, expliquerait cette non-transformation? Le transport du sel ne se serait-il pas fait dans les vaisseaux sanguins? J'avais, je le répète, soulevé une quantité innombrable de suppositions. J'ai jugé prudent de citer le fait sans le commenter davantage.

Ajoutons, pour terminer, que les taches argentiques disparurent très-vite, contrairement à celles produites par l'ingestion dans les intestins, ce qui s'explique facilement, puisque ce n'est que l'épiderme qui est noirci, et dans le travail d'exfoliation qui s'accomplit dans l'enveloppe tégumentaire, ces taches disparaissent avec les cellules épidermiques qui en sont le siége. Quant au malade, la jambe s'améliora nonobstant, et la mère est repartie avec lui pour Pansacola.

Avant de transcrire la dernière observation que j'ai prise et qui se rapporte à un cas de gangrène spontanée, quelques notes générales se présentent.

Les maladies de l'utérus sont excessivement fréquentes : métrites, catarrhes du col, pertes blanches le plus souvent conséquence de la prédisposition à la consomption ; trois cas de cancers de matrice déjà trop loin du début pour rien tenter; quelques tumeurs fibreuses du col enlevées sans accidents; deux cas de dysménorrhée membraneuse. La dysménorrhée simple étant un état presque normal, je citerai une seule observation de dysménorrhée. M{^lle} X.., mariée à vingt ans, grande et frêle créature, avec prédisposition à la phthisie ; une sœur est déjà morte de cette affection. Réglée à l'âge de 12 ans, mais avec des douleurs atroces à chaque apparition du flux cataménial. Depuis son mariage, les douleurs ont disparu. Mariée en décembre 1865, elle met au monde son premier enfant en 1866 ; fait un voyage de six à huit mois durant la grossesse, accouche à l'étranger, est obligée de confier l'enfant à une nourrice, se trouvant dans l'impossibilité de nourrir. Dix-sept mois après sa première couche, en février 1868, le lendemain de l'apparition de ses règles, qui n'ont point été jusqu'alors suspendues, elle est prise de violentes douleurs lombaires; le sang coule avec difficulté, puis se fait plus abondant tout d'un coup et entraîne un lambeau membraneux oblong; ce lambeau fut pris, par le médecin appelé, pour un ovule. Je me trouvais alors à Mexico à passer des examens pour prendre le titre de docteur de cette ville. Ayant eu des doutes sur son avortement, vu que rien ne lui avait fait supposer une grossesse, elle conserva la membrane dans de l'alcool avec grande précaution, et je pus l'examiner au mois de mars. Je ne trouvai rien qui pût faire croire que ce fût un ovule : c'était une fausse membrane grossie par l'alcool, oblongue, comme je l'ai déjà dit. En juin, nouvelle grossesse ; enfant venu à terme avec accouchement laborieux. Le retour des règles se fait deux mois après l'accouchement. A la fin de 69, déréglement dans la menstruation. En février 70, nouvelles douleurs lombaires violentes, perte assez abondante, nouvelle expulsion de fausse membrane. Au mois de mars, le même phénomène se reproduit. Une médication tonique a été dirigée dès février. Nouvelle grossesse en juin 70. Depuis, plus de notes. La jeune dame s'étant éloignée de Tampico, cette observation est très-écourtée ; je l'avais trans- crite en entier pour la transmettre avec les fausses membranes à M. Courty, mais, hélas ! les desseins sont loin d'être toujours exécutables.

La chirurgie et la médecine opératoire sont presque nulles; je noterai cependant une tumeur fibreuse de l'anus chez un enfant de trois ans; des selles sanglantes prises pour dysenterie par la famille; saillie d'une tumeur que je fis rentrer, me trompant sur sa nature et croyant à une chute du rectum. A la seconde sortie, qui eut lieu deux ou trois jours après, la tumeur, insérée sur la marge de l'anus par un pédoncule assez court, est coupée au moyen d'un constricteur à fil d'archal.

Les cas de fistule urinaire sont assez communs ; un seul cas m'a paru digne de remarque. C'est celui qui fut la conséquence d'un rétrécissement provoqué par la blessure d'une arme à feu dans le désastre de Tantoyuca, alors que les forces de Mendez brûlèrent pour 500,000 francs de marchandises au commerce de Tampico. C'est chez un jeune officier, parent du sinistre héros de ce drame sanglant. Une balle, entrée à la partie externe de la cuisse droite, était ressortie à la partie supérieure interne, près du bord interne du triangle de Scarpa, et avait, en passant, éraillé assez profondément le scrotum et la verge par la partie inférieure, au point où la peau du scrotum s'unit à celle du pénis. Je ne vois le malade que onze mois après, alors que la plaie de la balle est cicatrisée depuis longtemps. Un rétrécissement, par suite de l'éraillure de la verge et du scrotum s'est formé au point où a touché la balle ; une cicatrice difforme s'est établie ; une bouton- nière, dont je n'ai pu comprendre l'utilité, avait été ouverte par un médecin américain au-dessus du rétrécissement, soi-disant pour remédier à une fistule formée sur la partie interne de la cuisse droite. Je n'ai cité ce fait que parce que je pus, durant le temps que je soignai ce malade, le voir atteint à trois reprises différentes de coliques néphrétiques, et que de petits calculs furent entraînés par la sonde, ou éliminés naturellement. La blessure avait-elle eu son retentissement sur les reins pour provoquer la formation des calculs chez un jeune homme de 22 à 25 ans, et dans un pays où ces accidents sont rares ? Était-ce la position du décubitus dorsal, qu'il avait gardée très-longtemps et gardait encore quand apparurent les douleurs néphrétiques qui fut la cause de la production des calculs ? Je pencherai plutôt vers la seconde de ces opinions, car quelques jours plus tard, ayant eu à soigner une blessure du fémur par suite d'un coup de feu, chez un jeune homme de vingt ans, je pus encore constater la production des calculs avec hémorrhagie uréthrale. Il y avait dix mois que ce second malade portait sa blessure quand il vint me consulter, et avait passé tout ce temps alité, sans pouvoir se remuer de son grabat.

Quant au premier malade, une boutonnière ouverte au périnée, des sondes à demeure dans cette ouverture, permirent de faire cicatriser la fistule, la boutonnière intempestive, et de redonner au canal un volume normal au niveau du rétrécissement.

Les blennorrhagies sont excessivement fréquentes et présentent toutes une ténacité remarquable ; les orchites qui en dérivent ne sont pas rares non plus, et ont présenté cela de notable qu'elles apparaissent surtout durant les mois d'avril et de mai. L'année 1869, qui fut d'une bénignité remarquable, offrit comme particularité le développement d'un nombre considérable d'anthrax de toutes grosseurs, en même temps qu'une véritable épidémie d'épistaxis dans les mois du printemps.

Je n'ai plus qu'une observation à citer. Si je n'ai pu faire davantage, ceux qui connaissent le Mexique, la partie chaude, se rappelleront combien tout travail intellectuel est pénible dans la journée, et comme la présence de millions de moustiques le rend impossible le soir.

M. X..., âgé de 45 ans, d'une constitution assez robuste, nerveux par tempérament, n'ayant eu, en fait de maladies antérieures, que des fièvres intermittentes et deux gonorrhées, se sent pris en 1865, sans cause appréciable, d'une forte douleur dans le troisième orteil et au niveau de l'articulation tibio-tarsienne gauche, sans tuméfaction. Nul renseignement ne m'a pu être donné sur la circulation pédieuse durant cette première attaque, qui fut traitée comme douleur rhumatismale. Cette douleur disparaît et reparaît à différentes reprises, de 1865 à 1867, années qui, notons-le en passant, furent assez funestes, moralement parlant, au malade, par suite des dissensions qu'avaient entraînées la guerre d'intervention française. Au mois de novembre 1867, la douleur reparut plus vive que jamais, et toujours aux mêmes points. L'état général a toujours été bon, sauf une constipation qui remonte déjà à quelques années. Des topiques locaux furent employés par le malade lui-même qui, confiant dans le diagnostic porté antérieurement sur sa maladie, se soumet en même temps à l'iodure de potassium.

Il n'y a jamais eu de froid aux parties, celui-ci ne se fait sentir que vers le milieu de décembre (1867) au second et au troisième orteil. Comme nous sommes dans la période relativement froide, le malade attribue le froid des orteils à l'abaissement de température de l'air ambiant. Au mois de février (nulle date précise : milieu du mois), des points gangrenés se montrent autour des ongles, et le sphacèle gagne rapidement les deux orteils déjà cités jusqu'à leur articulation avec le métatarse. La douleur avait persisté intense depuis décembre. Soit par entêtement, soit par parcimonie, nul médecin n'est appelé; mais les douleurs se sont faites si atroces, qu'il cède au conseil de son entourage et a recours à un homme de l'art.

Je n'ai pas besoin de dire quel traitement fut employé : les topiques froids, eau glacée, sont les seules applications qui soulagent le malade, et sont par conséquent mis en usage jusqu'au commencement d'août; la gangrène alla gagnant les doigts voisins, qui se refroidissent et se sphacèlent.

Appelé au mois d'avril 1868, je trouve de la constipation, le faciès altéré par les insomnies cruelles causées par une douleur quelquefois intolérable qui ne se calme, comme je l'ai dit, que par l'application d'eau glacée. Les trois orteils médians sont dans un état de gangrène sèche complète; le gros orteil est envahi par ses deux faces jusqu'à son milieu antéro-postérieur et est complétement froid dans la partie, qui a conservé sa coloration normale. Le petit orteil a sa phalangette seule attaquée. Le pied est fortement tuméfié, il n'y a nulle trace de tendance à séparation entre les parties gangrenées et les saines; la circulation de la pédieuse ni celle de la tibiale postérieure au niveau de la malléole ne peuvent être perçues; du reste, l'œdème du pied rend assez difficile cette investigation. Cependant, au dire du malade, la pulsation se faisait sentir derrière la malléole avant la tuméfaction du pied. Les battements du cœur sont très-forts, sans rien présenter d'anormal dans le rhythme. L'artère crurale bat d'une façon régulière; la poplitée se sent à peine. Quant à la jambe droite, depuis deux jours elle s'est tuméfiée légèrement; il y existe un peu de douleur au second et au troisième orteil; mais la chaleur y est conservée, et les pulsations artérielles y sont parfaitement perçues dans tous les points. Depuis de longs jours déjà, le malade reste assis dans un fauteuil, le décubitus étant impossible par la douleur, qui augmente d'une façon intolérable dans la position couchée.

Appelé à minuit, le 6 avril, je fis faire immédiatement huit pilules d'opium de 1 demi-grain chacune, à prendre toutes les heures; panser avec la poudre de charbon, camphre et quinquina, et recouvrir le pied d'un cataplasme laudanisé; de l'eau de quinquina en tisane, et je recommande au malade de prendre la position horizontale aussitôt qu'il sentirait un peu de détente dans la douleur.

7 avril. Le reste de la nuit a été bon, en comparaison du moins des précédentes; les huit pilules ont été prises; le malade, qui était obligé auparavant de poser les pieds sur le sol pour endurer moins de souffrances, s'est assis sur son lit et a pu étendre les jambes sur le matelas; mais le décubitus complet est impossible. 50 centigrammes de camphre et 20 centigrammes extrait gommeux opium pour faire huit pilules à prendre *ut suprà*. Régime substantiel, vin de Bordeaux, remplacent la diète suivie jusqu'alors. — Soir. Il y a un symptôme que le malade

n'avait pas accusé, et que je note au pansement : ce sont des secousses nerveuses qui soulèvent tout d'un coup la jambe et se
montrent de loin en loin. Le malade me raconte que dès le
début de son affection, et maintenant encore, chaque fois qu'il
passe la main sur un point quelconque du côté gauche du corps,
à la tête, à la face et sur le tronc, il sent un fourmillement qui
descend jusqu'aux doigts gangrenés, tandis que quand il se gratte
la jambe, les fourmillements remontent au contraire le long du
tronc jusqu'à la tête ; qu'en outre, par moments, la jambe et la
cuisse sont brusquement soulevées par de véritables secousses qui
rappellent celles provoquées par le courant galvanique. Les uri-
nes examinées ne présentent pas de trace de glucose ; elles sont
du reste peu abondantes.

12. Le gros orteil est dans le même état, les douleurs sont
restées toujours très-vives, plus particulièrement au talon et dans
les orteils gros et petits ; l'œdème a envahi le mollet gauche
jusqu'à l'articulation tibio-fémorale. Le malade n'a pu garder
que de courts instants les jambes étendues sur le lit ; elles sont
tenues pendantes ou posées sur un tabouret, position très-défa-
vorable, mais que l'opium continué jusqu'à ce jour n'a pu amé-
liorer. Garde-robe chaque quarante-huit heures ; le malade
mange, mais sans appétit. Le pied droit est aussi plus tuméfié,
et il y a refroidissement dans les deuxième et troisième orteils.
Un léger sillon blanchâtre se laisse voir entre les parties saines
et les gangrenées. Même pansement, même prescription.

21. Alternative de bien et de mal durant la période qui vient
de s'écouler. Même prescription, même pansement durant ces
neuf jours ; j'ai seulement fait prendre en plus un peu de vin de
quinquina. Un onguent suppuratif a été mis avec un peu de
charpie, il y a deux jours, sur le sillon blanchâtre noté plus haut ;
il y a quelques gouttes de pus qui se montrent en même temps
que ce sillon se fait plus profond. Peu de sommeil, les jambes
sont maintenues plus longtemps sur le lit. Le 19, j'ai fait prendre un purgatif qui a amené un peu d'appétit ; les selles sont
régularisées, se font chaque jour depuis l'administration du
purgatif. Le jour où j'écris ces notes, le 21, le sillon est déjà

profond et une membrane pultacée s'est montrée dans le sillon du côté sain du pied.

Le pied droit est toujours tuméfié, mais la circulation peut toujours être notée ; le froid des doigts a disparu. Les secousses ou soubresauts nerveux se font toujours sentir de temps en temps et particulièrement quand le malade s'asseoit à la façon d'un taileur.

22. L'état est le même. Le sillon de séparation se fait cependant plus profond. Le gros orteil seul n'a point de séparation marquée ; la gangrène semble devoir l'envahir complètement. La partie, qui jusqu'alors a conservé sa coloration normale, présente un reflet noirâtre jusqu'à l'articulation métatarsienne. Je touche avec le nitrate d'argent pour la détacher de la membrane pultacée qui existe sur le sillon de séparation du côté sain ; pansement, poudre de quinquina seule ; continuer les pilules chaque heure ou chaque deux heures, selon l'acuité des douleurs.

23. Appétit augmente notablement. L'aspect du sillon de séparation, malgré la brûlure du nitrate, s'est conservé, bien que le sillon gagne en profondeur. La nuit a été assez bonne. Le malade a pu tenir les jambes assez longtemps sur le lit, aussi ont-elles considérablement diminué de volume. Y a-t-il amélioration ?

24. La nuit a été fort mauvaise : je l'attribue au temps orageux et à une grande pesanteur de l'atmosphère. Cependant, la jambe est moins tuméfiée et définitivement la gangrène est bien délimitée ; au pansement du soir, il y a du pus sur la charpie qui recouvre la poudre de quinquina et un pus de bonne nature. Jus de citron pour chercher à détacher la fausse membrane qui existe encore. Cataplasme vineux pour pansement.

25. La nuit a été bonne. La jambe est entièrement désenflée ; la plaie a meilleur aspect. Le malade tient la jambe sur le li toute la nuit pour la première fois, sans toutefois pouvoir se coucher horizontalement.

26. Je me pose encore la question : Y a-t-il amélioration ?

Les douleurs ont diminué d'acuité, la séparation des parties gangrenées est plus probable.

29. Il y a amélioration : définitivement l'élimination devient évidemment un fait; à la plante du pied, où nulle délimitation ne s'était montrée jusqu'alors, il y a une aréole rosée qui suit le bord des tissus restés sains. L'opium est diminué progressivement, les douleurs n'étant plus aussi vives. Il n'y a plus, pour ainsi dire, qu'une sensation de brûlure sur toute l'étendue de la plaie en suppuration. Celle-ci conserve çà et là un fond grisâtre, mais elle offre aussi des boutons charnus, rosés, de bonne apparence. Presque toute la journée et toute la nuit le malade tient les jambes étendues sur le lit. Le moral, qui jusqu'alors était assez affecté, s'est grandement modifié parce que je puis promettre une guérison dont je n'avais pas répondu jusqu'à ce jour. Les soubresauts nerveux seuls persistent.

3 mai. Le travail de suppuration marche à grands pas, les parties sphacélées se détachent, laissant seulement les os des orteils complètement noirs; le malade, qui jusqu'alors a gardé la position presque assise sur le lit, peut se coucher complètement dans la nuit du 2 au 3. Le gros et le petit orteil sont les seuls où le travail n'est pas aussi avancé. L'état général est très-bon. La circulation de la pédieuse ne se sent pas.

5. A la suite de tractions légères avec la pince, les phalanges des deuxième et troisième orteils se détachent. Celles du troisième entraînent un morceau assez long du métatarsien correspondant. Les douleurs se sont un peu réveillées; écoulement sanguin assez considérable achevé par l'avulsion du métatarsien. Sang très-noir, épais. Cérat opiacé depuis hier.

17. L'amélioration marche à grands pas; le gros orteil et le quatrième sont les seuls qui tiennent encore, bien que complètement dénudés de leurs parties nécrosées. Le sommeil est bon; il y a eu dans l'intervalle écoulé un peu d'anorexie, de dyspepsie, mais les accidents ont été très-légers. Un peu d'exacerbation dans les douleurs quand les vents du nord ont soufflé; le tissu cicatriciel s'est montré sur les bords de la plaie; il y a une dermal-

4

gie considérable dans tout le membre malade ; le moindre frottement provoque une forte douleur à la peau.

23. Le 20, j'ai fait poser le pied par terre, mais le malade ne peut lui faire supporter le poids du corps; il recherche la position horizontale: c'est le contraire du début.

22. Réapparition de fausses membranes sur le tissu cicatriciel qui s'est formé sur toute la plaie les phalanges du gros et du quatrième orteil ne se sont pas encore détachées.

J'abrége ces dernières notes. Ce n'est que le 5 juin que le gros orteil est arraché par de légères tractions, le quatrième ayant été arraché le 28 mai.

Les douleurs reparaissent violentes au niveau du gros et du petit orteil le 8 juin, se remontrent le 9, sont combattues par l'opium.

Le 14 juin, la plaie qui résulte de la chute de tous les doigts est complètement cicatrisée. Le malade me remercie de mes soins.

Je revois le malade un an après, en mai 1870: le premier métatarsien s'est nécrosé, mais on a cru mon intervention inutile; il y a une fistule par où s'échappent, à la partie interne du pied, des esquilles petites et en nombre restreint Cela n'empêche pas le malade, qui les premiers jours sortait avec des béquilles, de vaquer à ses affaires avec un simple bâton.

Je le revois en 1872, bien portant, peu reconnaissant du service rendu; il va sans bâton et fait partie du Conseil municipal.

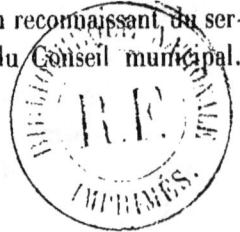

Extrait du MONTPELLIER MÉDICAL.

Montpellier. — Typogr. BOEHM et FILS.

www.ingramcontent.com/pod-product-compliance
Lightning Source LLC
Chambersburg PA
CBHW050546210326
41520CB00012B/2734